知らないと損する！
世界基準の歯科治療

あなたの歯の寿命、大丈夫ですか？歯医者さんとの賢い付き合い方

歯科医師・PESCJ主宰
石井 宏

コスモ21

あなたの歯の寿命、大丈夫ですか?　歯医者さんとの賢い付き合い方

カバーデザイン◆平本祐子
本文イラスト◆宮下やすこ
書籍コーディネート◆小山睦男（インプルーブ）

はじめに

私は、東京で開業している歯内療法専門医です。

なぜ、このような本を書こうという思いに至ったのか。そのもっとも大きな理由は、患者さんに間違った選択や後悔をしてほしくない、ただその一心からです。

「歯内療法」とは、字のごとく歯の内部の治療のことです。私は専門医制度のあるアメリカで、その専門医になるための正規のプログラムを修了し、日本に戻ってからはこの分野の専門性を構築し、普及するために努めてきました。しかし、日本ではまだ専門医の数は少なく、〝かかりつけ医〟(一般的な歯科医師)との連携も進んでいるとは言い難い状況です。

私のもとには、かかりつけ医から紹介された患者さんが歯内療法を受けるために訪れます。これまで連携したかかりつけ医はすでに500人を超えております。その点では、一般的な日本の歯科医師とは異なる立場で歯の病気と向き合ってきました。

そこで見えてきたことがあります。それは、自分の歯の治療について最善の選択をする機会が患者さんに提供されていない場合があるということです。

私は24歳で日本の歯科大学を卒業し歯科医師となりました。それから3年目、まだ27歳でしたが、家庭の事情から自分の生まれた土地で一般的な歯科医院を開業しました。ひたすら治療の毎日が続くなかで、歯科医学についてもっと勉強したい、技術的なスキルや知識をもっと高めたいという思いから、できるかぎり時間を見つけては研鑽を積みました。

それによって治療レベルを高めることはできましたが、同時に日本の歯科治療の課題も見えてきたのです。それは、本書の中でも詳しくご説明しますが、

①日本には専門医制度が確立していない

②先進国のなかには専門医制度が確立している国があり、そこでは専門医を養成する公的なプログラムや制度が確立されている

③そうした国の専門医と、日本の一般医の間には知識と技術に大きな差がある

ということでした。先進国の中には、歯科治療をさらに細かい専門分野に分け、それぞれの臨床専門医を養成している国がありますが、日本にはそのような制度がなく、

専門知識や技術において後れを取っていることを痛感したのです。

私は元来、一つのことを突き詰めたい性格でもあり、専門医としての教育を本場アメリカで受けたいと考えるようになりました。それが、開業して9年後、36歳のとき叶ったのです。

私がアメリカで専攻したのは「歯内療法」で、いわゆる「根管治療（根の治療）」と呼ばれる分野です。歯科治療のなかではもっとも難易度の高い分野の一つと言われています。当時の日本には、この分野の専門医レベルの臨床知識や技術はほとんど入ってきていませんでしたし、専門的な教育を受けた歯科医師もほぼいない状況でした。それだけ日本の歯内療法は遅れていたとも言えます。

アメリカに渡った私は間もなく、帰国後は自分が日本において歯内療法の先駆的役割を担うことになると確信しました。

2年後に日本に戻った私は、ほどなく自費診療の歯内療法専門医院を開業しましたが、周りの歯科医師はそのようなスタイルでの開業を非常に心配しました。その理由は、日本では歯内療法における治療費の設定が非常に低いため、アメリカと同程度の金額で歯内療法を行なおうとしても、患者さんの需要があるはずがないと考えられていたからです。しかし、蓋を開けてみれば、私が提供する歯内療法を求める患者さんは、一人の歯科医師では到底診察できないほど増えていったのです。

根管治療は、もちろん日本の一般的な歯科医院でも行なわれています。ところが、

「以前、治療してもらったのに、なぜかまた痛くなってきた」

「治療後も鈍い痛みが続いている」

などと訴える患者さんがかなりいるという事実があります。後ほど述べますが、「日本の根管治療の半分以上は失敗している」という調査データもあるほどです。私のもとにはそうした患者さんも数多く訪れますが、最初に専門医が治療を行なっていたら、患者さんは何度も治療をくり返さなくてよかったのに、と思うことはよくあります。

専門医として開業してからすでに10年以上になりますが、私は日本における歯内療法の向上のために多くの歯科医師と連携を深めてきました。その結果、専門医の必要性が少しずつ理解されるようになってきた一方で、新たな課題が生まれてきています。それは、今までの治療技術や環境をそのままにしているにもかかわらず専門医と同等の費用で治療を手がけるケースが増えていることです。

アメリカでは、一般医では対応できないレベルの歯の治療は、その症状に合った専門医が対応するようになっています。そのために、たとえば臨床科目を6つの専門分野に分けて、それぞれの専門医を養成しています。ところが日本では、特に私の専門である歯内療法の分野に関するかぎり、専門的な学習やトレーニングを十分に受けないまま、一般医が自費診療の治療を提供しているケースが多くなってきているのです。

先に述べましたように、歯内療法は歯科治療のなかでも特に難易度が高い分野です。実機材や材料を真似ただけで治療の成功率を上げることができるわけではありません。実際の成功率は従来の日本の平均レベルなのに、アメリカの専門医並みの治療費が求められる例もあります。私の医院に来院する患者さんのなかにも、他で高額な歯内療法を受けたのに歯の状態が好転せず駆け込んで来られる方はかなりいます。

「当院は専門医院であり、治療の成功率が極めて高いから、他の医院に行かないほうがいい」と言いたいのではありません。私のところで治療しても全員が100%満足できる結果が得られるとはかぎりません。しかしだからこそ、高度な専門的知識と技術を備えた歯科医師をもっと増やしていくことが患者さんのためになると考えているのです。

日本において専門医制度が広がるメリットは、治療レベルが上がることだけではありません。患者さんが〝最善〟の治療を選択できる可能性が広がるということでもあるのです。専門医がいることを知っていれば、かかりつけ医にすべてを任せるのではなく、治療内容によっては専門医を紹介してもらって、より確かな治療を選ぶこともできるからです。

本人が気づいている・いないにかかわらず、歯の治療で不利益を被っている患者さんはたくさんいます。それは私が〝専門医〟として、「患者さんとかかりつけ医」の間に入り専門的な治療を行なうなかで日々感じていることです。

アメリカでは、〝かかりつけ医〟が「患者さんと専門医」の間に入って調整しています。かかりつけ医が自分で治療できない場合は、患者さんにそのことを告げ、専門医につなぎます。日本でもそうした医療体制が望ましいと思うのですが、現時点では、多くのかかりつけ医がかなり広い範囲の治療を行なうことで、結果として患者さんが不利益を被る場合も少なくありません。

もちろん、多くの歯科医師は一所懸命、患者さんのためになると信じて日々治療に当たっていると思いますが、現状では、医療者側が考える「患者利益」と、患者さん自身が感じる「利益」との間にギャップがあると感じることが少なくありません。

本書をお読みになり、どうして、そのようなことが起こっているのか知ることで、患者さんが自分に合った選択肢が他にあるのかもしれないと考える余地が生まれます。当然、不利益を被るリスクを下げることもできます。

本書の最重要なキーワードは「患者利益」です。患者さんに間違った治療を選択してほしくない、せっかく治療したのにと後悔をしてほしくない。少しでも歯の寿命を延ばせるように歯医者さんと賢く付き合ってほしい。その一心から執筆を決意しました。

あなたの歯の寿命、大丈夫ですか？　歯医者さんとの賢い付き合い方……もくじ

1章　日本の歯科治療における現実

2章 歯科医師に求められる能力とは？

5章 歯医者さんとの賢い付き合い方

1章

日本の歯科治療における現実

誰もが皆、「良い歯医者さん」を探している

「どこかに良い歯医者さん、いないかな？」

「私も探しているんです。実は最近、前に治療したところが痛み出してきて……」

「あなたも？」

皆さんの日常でも、こうした会話はよく聞かれるのではないでしょうか。

そのほかにも、

「また歯の詰め物が取れてしまった」

「何度も同じ歯を治しているが、ちっとも良くならない」

「入れ歯の調子がすぐに悪くなる」

「歯医者へいくら行っても、痛みがおさまらない」

「差し歯の色が、なんだかほかの歯に合っていない気がする」

「次から次へと虫歯ができる」

このような歯に関する悩みを抱えている方は多いと思います。

人にすすめられたり、評判が良いと聞いたりして、その歯科医院へ通ったけれど、思うような治療結果が得られなかったということもよく聞く話の一つです。

どうして、このようなことが起こっているのでしょうか。私は歯内療法専門医ですので、歯内療法分野を中心に話を進めていこうと思います。

日本の歯内療法の成功率は半分以下

「何度も同じ歯を治しているが、ちっとも良くならない」

私の歯科医院にも、こうした悩みをもつ患者さんがたくさん訪ねて来られます。

たとえば、こんな調子です。

「もう10年も前に神経を抜いた奥歯があるのだが、数年でその歯の詰め物がとれてしまった。すぐに歯科医院で調べてもらうと、化膿してしまっていることがわかった。

そのときは根管治療をしてもらい、新たに詰め物をしてもらって治療は完了したが、数年経つと痛みを感じるようになったので、同じ歯科医院を訪ねたら、また化膿していると言われた。

『この歯科医院では、完全に治療できないのではないか』と心配になり、別の歯科医院へ移って治療をしてもらったが、やはり数年ごとに詰め物がとれてしまうトラブルが起きている。保険適用外の素材の被せ物を使っても、結局は外れて無駄になってしまうので、ずいぶんお金も費やしてしまった。

最終的に抜歯をして入れ歯（ブリッジ）を入れることになった。すると、その歯にまつわるトラブルがなくなった」

こうした歯のトラブルが非常に多いことは、２０１１年の歯内療法学会誌の中で示された調査結果によってもわかっています。その調査では、歯の根の治療に関する患者データをたくさん集めて分析しました。すると、根管治療を行なった〝あと〟同じ歯が病気に罹患している患者の割合は平均で60％程度だったというのです。

つまり、「日本の平均的な歯科医院での根管治療は、半分以上は失敗している」ことになり、患者さんの半分以上は治療のやり直しを余儀なくされていることになります。しかも、これは遠い過去のことだけではなく、政府が公表している2018年のデータでも状況はほぼ変わっていないようです。

なんて衝撃的な事実でしょうか。ところが、日本の皆さんはほとんどこの事実を知りません。そして、歯科医師自身も、どの程度この事実を知っているのか定かではありません。

ちなみに、歯髄《しずい》（歯の中の血管や神経、結合組織）を抜く処理を抜髄《ばつずい》処置（根管治療の一つ）と言いますが、専門医制度のあるアメリカでは、その成功率は9割以上です。つまり、失敗は1割以下です。

その理由は、質の高い教育を受けた技術の高い優秀な専門医が揃っているということだけではありません。アメリカでは、抜髄処置のために科学的に必要とされる環境を整えることが可能だからです。その結果、成功率は9割に至るのです。しかし、日本の歯科医院の場合は、たとえ技術があったとしても、こうした環境を整えるのは難しいかもしれません。その理由は、またあとで詳しくお話しいたします。

歯内療法の専門医である私の場合、帰国後の２００７年に開業してから2年の間に治療を終えて、経過観察に通ってくれた患者さんの９１１症例を調べたところ、抜髄処置の治療の成功率は95％でした。

成功と失敗の差はどこで生じるのか

私の歯科医院には、

「以前、虫歯治療や神経をしっかり治療してもらったのに、なぜかまた痛くなってきた」

「治療後も鈍い痛みが続いている」

という患者さんがあとを断ちません。

そのような患者さんの歯を診査すると、虫歯などで神経に炎症が起こる「歯髄炎」や、歯根の尖端に炎症が起きて膿が溜まる「根尖《こんせん》性歯周炎」といった病気に罹患していることがよくあります。これらの炎症は、歯髄そのものや、歯髄が通っている根管という空間に細菌が感染することによって起こります。

「感染」というと、人体外から細菌が侵入してきて感染するというイメージをもつかもしれません。しかし、新型コロナウイルスとは違い、歯髄炎や根尖性歯周炎は、患者さんの口の中に〝もともと生息している細菌〟が歯髄や根管に感染して発症するのです。

ですから、根管治療に関するかぎり、感染を防ぐにはテクニックの有無よりも無菌的な処置を行なうこと、そのために必要な環境を整えることがより重要だと言えます（口腔内細菌や無菌的処置の方法については、あとで詳しくご説明します）。

まさしく根管治療は細菌との戦いなのです。無菌的な処置を徹底しなければ、いかに技術が優れていても細菌が感染する可能性は高くなりますし、かえって感染経路を拡大してしまい症状をもっと悪化させることにもつながります。

患者さんからすると、細菌が感染しないように治療するのは当然でしょうし、どこの歯科医院でもそうしているはずだと思うでしょう。しかし、日本の根管治療の成功率が半分くらいであるというデータが出てくるということは、実際には無菌的な処置がそれほど徹底して行なわれていない可能性が高いのかもしれません。

歯科治療の落とし穴

その原因の一つは、日本にはまだ、アメリカのような専門医制度がないからだと私は考えています。

日本における一般の歯科医院では、根管治療だけでなく、子どもの乳歯の生え変わりを診察したり、お年寄りの入れ歯を調整したり、ときにはインプラントの手術や審美の処置を行なったりすることもあるでしょう。こうして多岐にわたる治療のほとんどを行なっているのが日本の歯科医院の現状なのです。

そのような状況で、根管治療時に無菌的な処置をすべて行なうことは容易なことではないと思います。そして、このことが日本で根管治療のやり直しが多い一因となっていると思うのです。

たった一本の歯のために多くの時間と治療費をかけてきたという患者さんがたくさんいます。そんな患者さんの話を聞くたびに、私も辛い気持ちになってしまいます。そして、日本にもアメリカのような専門医制度があれば、こうした患者さんの負担をかなり軽減できるのではないかと考えています。

☆**臨床系が6分野**

・補綴《ほてつ》専門医（かぶせものを扱う）

・小児歯科専門医

・歯周病専門医

・歯内療法専門医

・口腔外科医

・矯正専門医

☆**基礎系（研究者や大学病院）が3分野**

・公衆衛生学（国の政策立案などに関与）

・口腔放射線学

・口腔病理学

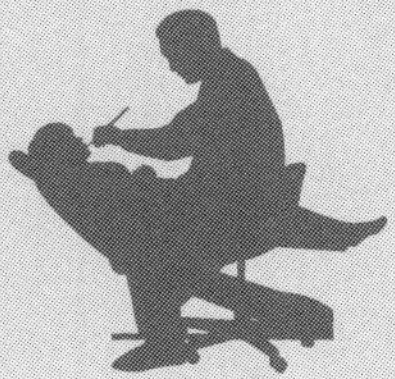

アメリカには一般医と専門医がいる

ここで、アメリカの専門医制度についてもう少し詳しくお話しします。表にあるように、アメリカの歯科の専門は９つの分野に分かれています。そのうち、私のような臨床系（実際に患者さんの診療にあたる医師）は６分野に分かれています。

臨床系には、これらの６分野の専門医のほかに、ＧＰ（General Practitioner）と呼ばれる一般歯科医師がいます。ＧＰは、いわばホームドクターのような存在で、日常のメンテナンスや虫歯チェック、歯周病予防、簡単な虫歯の処置や被せ物の処置、審美の被せ物の処置などを行ないます。また、診断結果に基づいて治療計画を立て、得意不得意を含めて自分にはできない専門的な治療が必要な場合には、専門医を紹介します。

歯科治療が必要だと思ってGPを訪ねてきた患者さんが、実は骨や副鼻腔に関わる疾患をもっていれば、その分野の専門医を紹介することもあります。

アメリカでは歯に異常を感じると、まずGPへ行きますが、街中には「dentist」「Family dentist」と書かれた看板が出ているので、すぐにGPを見つけることができます。一方、専門医はGPからの紹介で患者さんが訪れるので、一般向けの看板は出ていないことが多いです。

こうした専門医制度があることで、GPでの治療が難しい場合にはすぐに専門医と連携して対応できるため失敗が少なくなります。GPとしても、専門医と診療分野を分けているため診療がスムーズに進み、診察日の調整もしやすくなります。また、苦手な分野の治療はしなくてすむので、成功率が高い得意な治療だけで収入が得られるというメリットもあります。

アメリカの全歯科大学卒業生のうち大多数はGPになりますが、残りの少数の学生が専門医課程に進みます。

選択肢が多いというメリット

このようなアメリカの歯科医療のシステムは日本の歯科医療のシステムとは異なっていますが、いちばん顕著な違いは〝患者さんにとって選択肢が多い〟ということです。日本には専門医制度がないため、一般の歯科医師が専門分野の治療も行ないます（例外的に、口腔外科と矯正については積極的に分野を分けて治療を行なっていることが多いようです）。

また、行政の制度とは関係なく学会が専門医を定めていますが、一般医との明確な区別はありません。

いずれにしても、日本ではそれぞれの分野における専門医ではなく、一般医がほとんどの治療を行なうため、患者さんが専門性の高い治療を選択する余地はあまりありません。また、国民健康保険制度は誰でも安価な治療を受けることを可能にしていますが、保険の範囲内で歯の治療を受けようとすると、選択できる処置や材料・機材などはかなり限定されてしまいます。

なかにはオプションとして自費診療を行なっている一般医もいますが、専門的な教育を受け、その分野での治療を集中的に行なう専門医と比べると、やはりさまざまな面で制約が増えてしまうことは事実であると思います。

実は、アメリカで専門医制度が発展したのは、それぞれの専門分野における治療技術の発展や研究の進展などにより、一人の歯科医師がさまざまな歯の症状をすべてカバーするのは無理だと考えられるようになったからです。その結果、症状に応じて専門医が治療を担うようになっていきました。そのほうが患者さんの選択肢が広がり、メリットが大きいと認識されるようになったのです。

日本はまだその段階に至っていませんが、専門的な教育を受けていない一般医だけでは患者さんのニーズに対応できないことは明らかです。私のような歯内療法の専門医による治療を求める患者さんは増えていますし、専門医を目指す若い歯科医師も出てきています。

とはいっても、現状はまだ一般医が圧倒的多数ですし、ほとんどの歯科医師が自分でかなりの範囲の治療を行なっているので、患者さんには専門性の高い治療を受けるオプションは多くないままです。

日本の歯科医師の現状

日本とアメリカで、歯科治療の制度や歯科医師の教育が異なる方向に発展してきたのは、文化の違いや保険制度の違いなども影響していますから、単純に比較できないことは確かです。しかし、そのことを踏まえてあえて言うならば、日本の古くからある収益構造が患者利益を妨げている面があると思います。

それには、日本の歯科医療の報酬がアメリカと比較して著しく低いことも関係しています。一度の治療当たりの報酬が低いので、日本の歯科医師が経済的に安定するには、一般的には1日に多くの患者さんを診察し、たくさんの処置を行なわなくてはなりません。一人の患者さんに費やせる時間は短くなり、結果として治療の質も低くなりがちです。

どのような経営を行なうのかは個々の歯科医師の判断ですが、いちばん大切なことは「患者利益」に適っているかどうかです。本書は、その視点に立って、患者さんがどのように歯科医師を選べば良いのかもお伝えしていきたいと思います。

2章

歯科医師に求められる能力とは?

歯科医師が診察で行なっている3つの手順

歯科医師にかかる患者さんなら誰でも「歯についての悩みを解消してほしい」と願うでしょう。では、それに応える歯科医師にはどんな能力が必要なのでしょうか。それをお知らせするために、まずこの章では、実際の歯科治療でどのようなことが行なわれているのか、わかりやすくお話ししたいと思います。

一般に、患者さんが「歯が痛い」と訴えた場合、歯科医師は、その症状を分析し、治療法を見極めて選択肢を提案し、患者さんと共に意思決定をしていきます。その手順は表にあるように3つです。

ここで、歯科医師と患者さんがやり取りする場面を再現しながら3つの手順について説明してみます。

【1】診査

歯科医師　「こんにちは、どうされましたか?」

【1】診査

たとえば患者さんの「歯が痛い」という訴え（主訴といいます）に対して、どの部分が、どのように痛いのかを各種検査や問診を行ない明確にしながら、患者さんが本当に診察してほしいことを推察します。

【2】診断

【1】の診査をもとに病名を確定したり、除外・鑑別したりします。

【3】意思決定（医療判断）

【2】の診断を元に治療の選択肢を患者さんに説明し、もっとも適した治療法を患者さんと共に決めていきます。

医療判断をする場合、治療法が一つしかないとは限りません。場合によっては、複数の選択肢の中から患者さんに選んでもらう場合もありますし、患者さんの主訴が明確で、求めていることも明確であれば歯科医師が決定することもあります。

患者さん「右上の歯が痛むのです」
歯科医師「今も痛みますか？どのように痛みますか？」
患者さん「いまはだいぶ落ち着きましたが、2～3日前はズキズキして眠れないほどでした」
歯科医師「熱いもの冷たいものにしみたりした時期はありますか？」
患者さん「はい。2週間くらい前から昨日くらいまで、最初は冷たいものがしみていましたが、そのうち熱いもので痛みが強くなるようになりました。今では温度の変化では特に何も感じませんが噛むと痛むようになってきています」
歯科医師「わかりました、それではいくつかの検査をさせていただきます。痛みや違和感を感じたら手を上げて教えてください。」
歯科医師はこうした問診を行なったあと、さまざまな刺激による反応を見るため『冷診』、『温診』、『電気診』、『打診』、『触診』などを行ないます。

【2】診断

歯科医師　（診査結果を見て）「原因がわかりました、虫歯で歯の神経が壊死して、根の先まで炎症が広がっています。この状況を『歯髄壊死、根尖性歯周炎』と言います」

【3】意思決定（医療判断）

患者さん　「そうなんですね、どうすればよろしいでしょうか？」

歯科医師　「この病気に対する選択肢としては、①歯を残すために歯内療法（根管治療）を行なう、②抜歯を行なう、③経過観察（今は何もしない）を行なう、の3つがあります。このうち③は選択肢としてはありますが、病気が治ることはありません。ですから治療の選択肢としては、①か②ということになります」

患者さん　「私にとって良い選択肢はどちらになるでしょうか？」

歯科医師　「○○さんにとってもっとも良い選択肢は正直なところ○○さんにしかわかりません。両方の利点と欠点をご説明いたしますので、どちらの選択肢が自分に合っているのか判断してみてください」

患者さん　「わかりました、がんばってみます」

歯科医師　「歯内療法を行なって歯を残す場合の利点としては、自分の歯を引き続き使うことができます。欠点としては、治療に時間や費用がかかったり、歯が割れてしまったりして自分の期待するほどの期間、機能してくれず結果的に抜歯になってしまうこともあります。一方、抜歯をする利点として、もっとも早く簡単に問題を解決できますが、欠点として、自分の歯を失うことになるので何らかの人工の歯を入れなくてはなりません」

患者さん　「自分の歯と人工の歯とではどちらが良いのでしょうか？」

歯科医師　「一般的には、不都合なく機能できるのであれば自分の歯のほうが良いかもしれません、歯を支える組織には噛み心地を感じる機能もあると言われているので。しかし病気が治らない状態で歯を残したり、あまりにも歯が薄くなったりしてすぐに割れてしまうような状態で歯を残すことは、あまり患者さんの利益になるとは言えません」

患者さん　「説明はよくわかりましたが……。正直、素人なので、やはり自分では判断できません。先生ならどうされますか？」

歯科医師「そうですね、あくまでも個人的な意見ですが、もし私が○○さんだったら歯を残す選択をすると思います。私は歯を残すための専門医ですから」

患者さん「わかりました、なんか残す気になってきました」

歯科医師「○○さん、最終的にはよく考えて自分で選択してくださいね」

患者さん「わかりました。それでは自分の意思で、根管治療をして歯を残すことを選択します」

「診査」はなかなか難しいステップ

最初のステップである「診査」は、患者さんにとっては当たり前のことを行なっているように感じるでしょう。しかし、これはなかなか難しいステップなのです。

というのは、患者さんの訴えを聞き、不明なところは尋ねながら患者さんが本当に望んでいることを確認する作業（問診）は、歯科医師と患者さんの間でスムーズにコミュニケーションができていないとうまくいきません。

たとえば、来院される際に、最初から患者さん自身で痛みの原因を決めつけていたりすると、歯科医師がいろいろな可能性を探りながら行なう問診の最中に「何で関係のないことを聞くんだ、早く治療してくれ！」などとおっしゃられることもあり、そこから信頼関係が崩れはじめたりします。

患者さんの表情や話し方を観察しながら話をよく聞くことが必要ですし、私の場合は受付で話している様子を見ながらチェックすることもあります。そうして患者さんが本当に診察してほしいことを推察するのです。歯科治療と言っても、基本的には人間同士の対話によって問診が行なわれますから、医療的な面接技術のほかに、ちょっと堅苦しくいえば心理学や倫理学、行動経済学、言語学といった能力も必要になります。

先述しましたように、診査項目には問診以外に視診、冷診、温診、電気診、打診、触診、画像診査などがあり、これらはほとんど一律に行なわれます。患者さんの主訴が〝痛み〟であれば、その痛みを再現することがいちばん簡単な見分け方になるからです。

たとえば「右下奥の歯がぐらついて痛い」というのであれば、各種の検査刺激で同様の痛みを再現できるのか、確認する必要があります。具体的には、患者さんが気になっている歯をいくつかの方法で刺激して〝痛み〟を感じるかどうかを聞きます。ある方法で痛みを感じるのであれば、そのときに感じた痛みが、まさに患者さんが解決したい痛みと同じものであるのかを問診します。

しかし、実際には「痛みの再現」は簡単ではありません。「歯がズキズキ痛い」とか「右側がジーンと痛い」と言われることもありますが、これでは漠然としていて、なかなか再現できないことも多いのです。ですから、この方法が使えるのは、症例全体の1〜2割ほどです。

「診断」は病名をつけること

次のステップの「診断」とはわかりやすくいうと、病名をつけることです。診査で得られた情報と、さまざまな検査結果とを照らし合わせて病名をつけます。この時点で病名が確定できないときの方法論として、「除外診断」という方法をとることがあります。これは、考えられる原因を除外していきながら、本当の原因を探り当てる診断法です。

「待機的診断」という方法もあります。これは、診査した時点では症状がなく判断できない場合に、症状が現われてくるまで待ち、出てきた症状を診断するものです。

また「虫歯」や「歯周病」といった病名をつけてしまえば診断は終わりかというと、そう単純ではありません。たとえば「虫歯」や「歯周病」という病名にも、実は専門的にもっと細分化された病名があります。そしてその細分化された病名に対して、生物学的にもっとも適した治療法が存在します。

もし何らかの理由で「診断」がうまくいかず、病名の判断が適切に行なわれなかったとしたら、その歯にもっとも適した治療法が選択されない可能性が高くなってしまうのです。

「意思決定」は患者さんとともに

最終段階である「意思決定」は、歯科医師だけで簡単に行なえることではありません。歯科医師はそれぞれの症状に対して、どういう治療法を選ぶべきか判断することはできますが、たとえば「抜歯」や「根管治療」というように選択肢が複数ある場合は、患者さんの要望や状況によって、どの治療法が選択されるべきかが変わってきます。

ですから、それまでに患者さんの要望を的確に汲み取っていなければ、あるいは患者さんが率直に要望を言えるような関係づくりができていなければ、この段階で歯科医師が複数の治療法を提示しても、患者さんは自分の要望に近い選択肢を上手に選べないかもしれません。

また、当然のことではありますが、歯科医師自身が「患者利益」を第一に考えていなければ、患者さんが納得できる医療判断ができない可能性もあります。

歯科における専門医の仕事

次に、そもそも専門医とは、具体的にどのような治療を行なっているのか、ここでは私が専門にしている「歯内療法」を例に、ご紹介したいと思います。

歯内療法では、歯の内部を治療する根管治療が中心になっています。この治療を受ける患者さんは非常に多いのですが、自分がどのような治療を受けているのか、十分に理解されていない方が多いようです。自分にもっとも必要な治療を受けるには、最

歯内療法における治療の分類

①歯の神経を残す治療（歯髄温存療法）	深い虫歯の場合でも、今まで痛みの経験がなく、冷たいものや熱いもので沁みることがあっても一瞬でおさまる場合には、この治療によって歯が残せるだけでなく、内部の神経も残せる可能性があります。
②歯の内部の治療（根管治療）	歯の内部（根管内）に細菌が感染した場合は、根管内を洗浄し、薬を詰める治療によって高い確率で歯を保存できます。
③外科的なアプローチによる治療（外科的な歯内療法）	通常の根管治療では症状が改善しない場合は、外科的な治療が行なわれます。歯の根の先を数ミリ切除し、切断面を特殊なセメントでふさぎ、根管内から顎の骨のほうに細菌が出て行くことを防ぎます。これにより、高い確率で歯を残すことができます。

低限の知識をもっておくことが大切です。

上の表にありますように、歯内療法で行なわれる治療は、大きく3つに分類されます。

歯内療法でもっとも多い「根管治療」は、根管の中から歯の神経や血管だけでなく、細菌や古い充塡材などを、細かい針状の器具やマイクロスコープ（顕微鏡）などを用いて丹念に除去していく治療法です。

この根管治療の前に、表にあるような、神経を残す「歯髄温存療法」が行なわれることもありますし、根管治療ではなかなか治らない場合は「外科的なアプローチによる治療」が行なわれることもあります。いずれにしても、歯内療法の最大の目的は、〝歯をできるかぎり抜かずに残す〟ことです。

せっかく歯の治療をしてもらい被せ物をし終わったのに、また歯が痛くなり治療をやり直すことになったという患者さんが私のもとを訪れることがよくあります。その原因は、歯内療法が成功していなかったことによる場合が多いのです。

歯の中には神経や血管（あわせて歯髄と呼ぶ）が通っている管（根管）が張り巡らされていて、その形態は非常に複雑です。歯科医師にかかったことがある人なら、そうした歯の断面図のイラストを見たことがあると思います。

歯茎に埋まっている歯の根っこの部分は、前歯は1本で、奥歯は2〜3本の股に分かれています。その中に通っている根管は、歯の根っこの部分まですっきりとした一本の空間として存在しているわけではありません。樹木の根っこのように、細かく枝分かれして網目のように張り巡らされているのです。次頁の上段にある写真は、歯の内部を撮影したものです。

図1は上の歯の根っこの部分（薄いグレー）を透明にして観たときのものです。下の白い部分は歯の頭の部分で、上の根っこの部分は根管の様子を示しています。濃いグレーの部分が根管です。根管の途中に迂回路的な横の管があり、根管の先はいくつもに分岐しています。

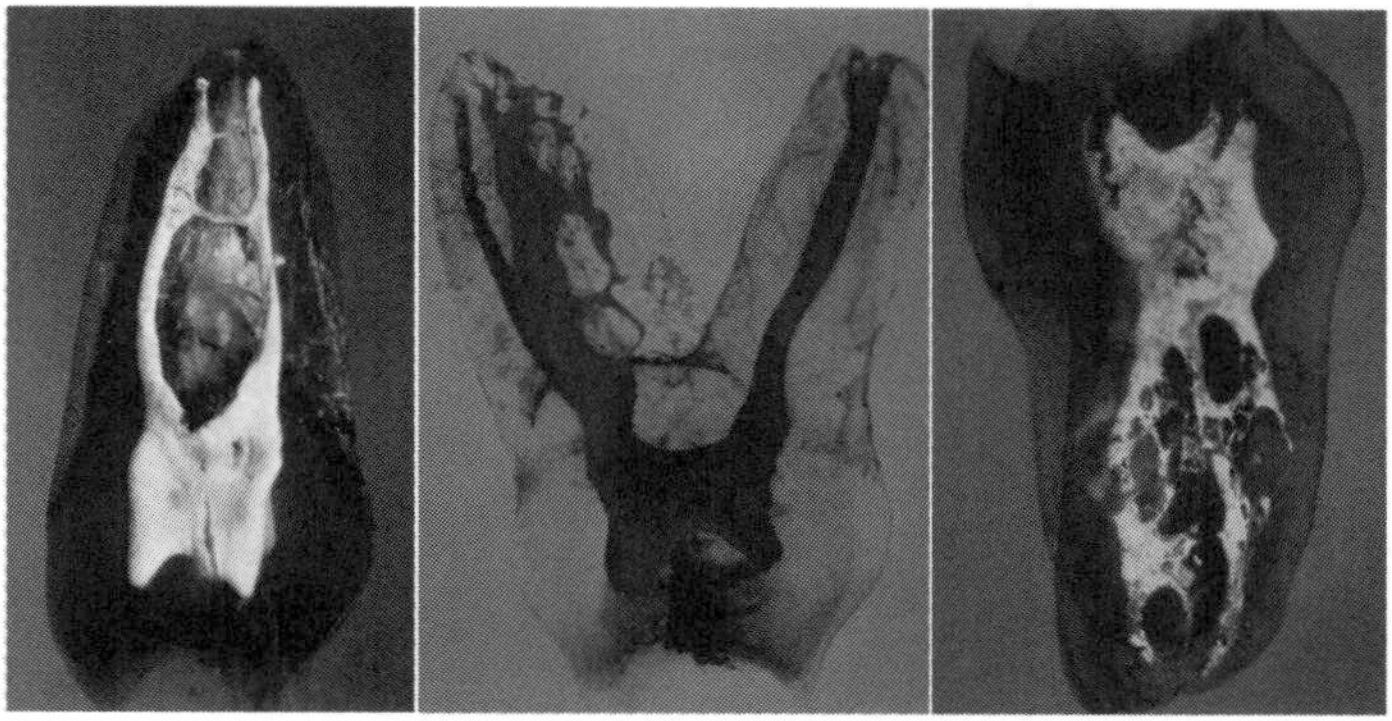

歯の内部を撮影した写真（故高橋和人教授のご厚意による）

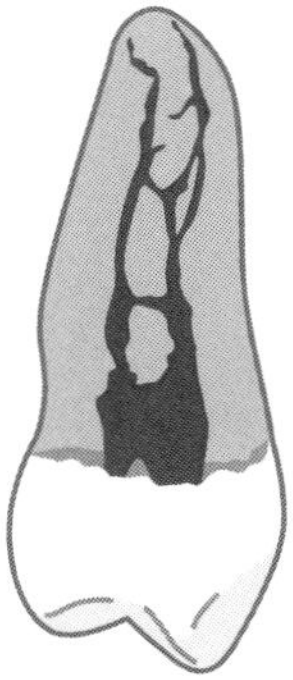

図１　上の歯の根管

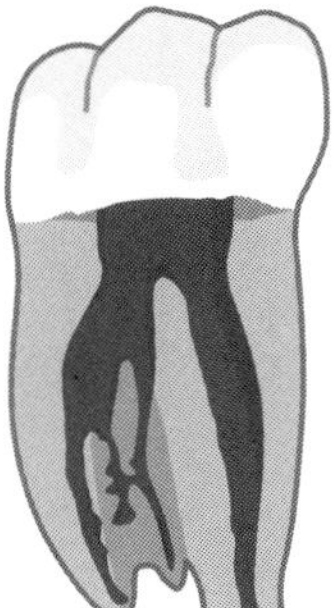

図２　下の歯（奥歯）の根管

図2は奥歯のバージョンです。上の白い部分が歯の頭の部分で、それより下の部分は歯を透明にして観たときの根管の様子を示しています。

これらの図でもわかるように、根管の形状には基本的なパターンがあり、レントゲンでおおまかな情報は得られます。しかし、本当のところは歯の内部を直接見てみないとわかりません。当然、そこに感染した細菌を完全に除去することも容易ではなく、せっかく治療しても細菌が残ってしまうことが多いため、治療をやり直すことも起こるのです。

治療済みの歯が何度も痛む理由

再治療の可能性をできるかぎり低くするためには、無菌的な環境で処置することが不可欠です。もし、治療後数年経って症状が再発し、治したはずの歯が痛くなったとしたら、どこかの時点で細菌が感染した可能性が高いのです。細菌が侵入するタイミングとしては治療前、治療中、治療後が考えられますが、歯科医師としては、少なくとも治療中の感染リスクは最小限にする努力が必要です。

では、感染を防ぐにはどうすればよいでしょうか。いちばんは、かぎりなく無菌的な環境で歯内療法を行なうことです。そのために治療時には、次のような対応が必要になります。

・使用する器具器材の十分な滅菌
・ラバーダム防湿法による、唾液中などの細菌からの感染防止
・根の中を清掃する道具などの使い捨てによる感染防止
・薬液などによる、根の中の細菌の消毒
・十分な封鎖を図ることができる仮封

この中に出てくる「ラバーダム防湿法」は、はじめて耳にされる方もいるかもしれません。これは、治療する歯に唾液などが触れないように、薄いゴムのシートで治療する歯以外をカバーし、治療する歯だけを露出させて処置を行なう治療法です。

歯内療法の専門医であれば当然、こうしたコンセプトに基づいて無菌的な環境を整えています。しかし、多種多様な治療を行なう一般医は、コスト面でこうした環境を整えることが難しいのです。準備や治療に余分に時間がかかり、器具器材のコストが増えますし、人件費も高くなります。

一度で使い捨てるもの （使い捨てのものも滅菌処理は実施）	高圧蒸気滅菌器で使用前に滅菌処理を行なうもの
ラバーダムシート	ハンドピース
ダイヤモンドバー	ラバーダムキット
手用ファイル	各種超音波チップ
ニッケルチタンロータリーファイル	根管充填材（滅菌ではなく消毒）
ペーパーポイント	全てのインスツルメント
根管洗浄用シリンジ	
根管洗浄用ニードル	
根管内バキューム	

たとえば、無菌的環境を実現するために一度使用した器具の多くを使い捨てにすると、その分、コストは嵩みます。また、くり返し使うものは高圧蒸気滅菌器などの装置で滅菌処理をしなければなりませんし、新品のものでも使用する前には滅菌処理をする必要があります。そのための手間と時間も増えることになります。

それでも歯内療法を専門にしているなら、治療内容を集約することで、これらのコストを軽減することは可能です。しかし、さまざまな領域の治療を行なう一般医の場合は、歯内療法のためだけに特別な環境をつくることは難しいだろうと思います。私も専門医になる以前は一般医として治療に当たっていましたから、よくわかります。

表は、私の医院で衛生的環境をつくるために使い捨てにしたり、使用前に滅菌したりしている器具器材の一部です。一般の方には馴染みのない名前が並んでいると思いますが、これくらい徹底しないと無菌的処理は難しいのです。

痛みが取り除けない理由

少し古いデータですが、平成28年の政府統計によれば、日本の根管治療のやり直しは年間830万件にも及びます。根管治療済みの歯が本当に健康な状態にあるのか診断することはとても難しいのですが、やり直しの件数が非常に多いことは間違いありません。その最大の原因は何度もくり返しているように、無菌的な環境で根管治療が行なわれていないことです。

しかし、歯内療法専門医のもとで細菌感染防止の環境を万全に整えて根管治療を行なっても成功率は100%には至りません。

治療器具の届かない場所に感染があるような場合は、どうしても清掃が及ばないことがあります。そんなときは根管治療をくり返しても改善できるとはかぎらないので、先ほどの表にあった歯内療法の外科的な治療を選択することもあります。それによって治癒する可能性が高くなるからです。

しかし、それでもすべての歯の痛みが解消されるわけではありません。歯の痛みの原因は、根管への細菌の感染がすべてではないからです。歯周病が原因かもしれませんし、歯が割れているのかもしれません。

歯そのものに原因がない場合だってあります。

こんな患者さんがいました。その方は、炎症による痛みに似た症状があったため、「痛みの原因は歯の神経」と診断され、根管治療を2回くり返して受けました。しかし、それでも痛みは引かず、結局10数年もの間、痛みに苦しまれていました。

ところが、その後、病院で「歯が原因ではない」との診断を受けました。さらに専門外来で診察を受けたところ、筋肉由来の痛みであることが判明しました。それからの治療で、ようやく痛みから解放されたのです。

このように、歯の痛みの原因はさまざまです。もし原因の判断と治療法の選択が間違っていたら、いくら治療をくり返しても、痛みは改善しないでしょう。

歯の痛みを感じたら、ほとんどの方はまず歯科医師に診てもらうと思います。その歯科医師が痛みの原因をどのように判断するか、またどのような治療方針を選択するのか（自分のところで処置できると考えるのか、できないのであれば専門医と連携した治療を検討し、その専門医を患者さんに紹介するのか）、そのときの対応次第で患者さんの歯の運命は大きく違ってきます。

口腔内で感染症が起こるしくみ

口腔内ではさまざまな感染症が起こりますが、そのなかでも特に多い感染症は虫歯と歯周病（歯槽膿漏《しそうのうろう》）になります。虫歯が進んで重症化し、歯の神経（歯髄）に到達すると歯内療法が必要になります。

すでに、歯内療法では無菌的な環境を整えることで感染を防ぐことが極めて重要であると述べてきましたが、そもそも私たちの口の中にはどのような細菌がどれくらい生息しているのでしょうか。また、その口腔内細菌は歯の健康にどのような影響を及ぼし、どのような仕組みで感染していくのでしょうか。

☆人の口には常在菌が生息している

口腔内には500～700種類の細菌が生息すると言われています。歯垢1g中には約1000億個の細菌が生息し、これは糞便1g中の細菌数よりも多いと言われています。

また、全ての人は口腔内に常在菌と呼ばれる細菌叢（細菌の集合体）を持っていて、口腔内に細菌のいない人はいませんが、それらの種類や数は、年齢や習慣、環境によってさまざまです。

☆感染による発症リスクを防ぐにはプラークコントロールが重要

口腔内の細菌が全て病原性（病気を起こす性質）を持っているわけではなく、一部の決まった種類の細菌や決まった比率で混合した細菌叢が病原性を持ちます。とするなら、口腔内を完全な無菌にしようと考えるのは間違いですし、そもそも不可能なことです。

現実的に目指すべきなのは、できるかぎり病原性の細菌叢を〝減らす〟努力を行なうことです。そのためにまず重要なことは、発病前、治療期間中にかかわらず、プラークコントロール（プラークとは歯垢のことで、その中に存在している細菌が全て病原性をもっているわけではありません）をして、病原性のある細菌を減らすことを心がけることです。

これには患者さん自身が毎日行なうセルフケアと、定期的に歯科医院で衛生士さんに行なってもらうプロフェッショナルケアがあります。どちらも大事ですが、どちらか一つといえば毎日行なうセルフケアのほうが大事になります。

もちろん、歯ブラシは毎日している方が多いと思いますが、「している」と「できている」は違います。口腔内の〝清涼感〟だけであれば歯磨き粉に入っている成分によって達成されますが、そのことと、口腔内のプラークを除去できているということはまったく別です。プロフェッショナルである歯科衛生士に指導を受けないと、なかなか正確にできるようにはなりません。

歯ブラシの指導を何回か受けて、自分自身で口腔内のプラークをできるかぎり落とす習慣をつけてください。

ただし、自分だけではプラークを除去することが極めて困難な部位もあります。これについては、定期的に歯科医院に行き、歯科衛生士に除去してもらう必要があります。

これらのことを総じて行なうのがプラークコントロールであり、口腔内の健康度を長期間維持するために極めて大事な概念・習慣です。

一方、歯科治療中に感染による発症リスクを防ぐ対策として患者さん自身ができることは、ほとんどありません。歯科医院側がどのような対策をするかにかかっているのです。たとえば、器具や材料は極力滅菌済みの使い捨てのものにする、使い捨てにできないものは毎回滅菌器にかけるといったことが必要です。

☆感染性病変への対処法

次に、すでに感染症による病変（病気になって、正常でなくなってしまった状態）が発症してしまった場合の対処法です。感染性の病変が発症するということは、細菌と自己免疫が戦っている状態であると考えられます。ですから、それが治るためには、病変を発症させている細菌や細菌叢を減らすか、免疫力を上げるかしか方法はありません。

ところが、人間の免疫力を特定の細菌を駆逐するまで意識的に強くすることは、そう簡単ではありません。よって実際の治療では、基本的に細菌数を減少させる方法がとられます。

根尖性歯周炎の場合、細菌の住処は歯の内側になりますが、その空間は想像以上に複雑な形をしており、現在の技術では器具も薬も届かない場所があるため、細菌を0にすることは不可能であると言われています。ですから、実際に歯科治療で目標とすることはできるかぎり細菌数を減らして、その患者さんの持つ免疫力で打ち勝てるようにすることです。そのために、根管治療が行なわれます。

ただし、もし適切な処置が長期間行なわれない場合に、そのことが直接的な原因でどのようなことが起こるのか、実際のところあまりわかっておりません。場合によっては小康状態が続いたり、場合によっては腫れたり、痛みが出たりすることもあります。

また、根尖性歯周炎の原因になっている口腔内細菌が全身の他臓器に対して、何か悪さをするのかということについても、わかっていることはあまり多くありません。

一方、歯周病（歯槽膿漏）に関しては他疾患との関わりが多数指摘されていて、一般向けの情報も出ています。

いずれにしても、総合的に考えて口腔内の感染が明らかな場合には、放っておいて良い状態とは言えません。できるかぎり病原性の細菌叢を減少させる処置が必要であり、そのために行なわれる根管治療を含めた歯内療法や歯周病治療、虫歯の治療などは、可能なかぎり無菌的環境で行なうことが重要です。

☆年齢ごとのリスクの変化

歯科医学的には歯の疾病は、世代別に罹患リスクが変化すると考えられています。子どもの生えてきた直後の歯は、歯質も成熟しておらず、嚙む面の凸凹も複雑で汚れが溜まりやすいので、嚙む面（咬合面）や、隣の歯と接する面（隣接面）が虫歯になりやすいと言われています。

ただし、しっかり食事をするようになると、嚙む面は舌が触れたり汚れが流されたりするので、虫歯のリスクは相対的に低くなります。

他方、老年期になると、歯肉が下がって歯の根っ子が露出したり、血圧を下げるための降圧剤など、唾液の分泌を抑制してしまう薬を飲むことで口腔内の汚れを洗い流す機能が著しく低下したりします。そのため、嚙む面の虫歯ではなく、歯肉から萌出《ほうしゅつ》

（歯が生えること）した部分に近い面（歯頚部）に虫歯ができやすいと言われています。

歯槽膿漏に関しては、軽度から重度までその重症度はさまざまですが、20歳代で7割程度、30～50歳代で8割程度、60歳代では9割程度の罹患率であるとも言われています。その他にも若年者が罹患する特殊な歯槽膿漏がありますが、非常に稀です。

これは加齢とともに免疫力が低下すると言われていることと、何らかの関連があることを示唆していると思います。とは言っても免疫の増強は通常難しいわけですから、やはり日常から細菌数を減少させるように心がけることが大切です。

そのためには、先に述べたように、日常からプラークコントロールを心がける、罹患後歯の治療を行なう場合は、できるかぎり口腔内の病原性の細菌叢を減らすとともに、無菌的環境において治療を行なう必要があります。

“歯科医師には知識や技術がある”という常識は正しいか

日本の一般的な歯科医院では、患者さんにどの程度、歯の治療に関する適切な選択肢が提示・提供されているのだろうか。長年、一般医と患者さんとの間に立ち、専門医として治療に当たってきた私の目には、専門医制度のあるアメリカと日本の歯科治療は大きく違っているように映ります。

今は、どんな分野でも世界標準でなければ消費者は受け入れづらいと感じるものです。歯科について言えば、「世界標準な診査・診断・意思決定能力」に基づく治療でなければ、患者さんの期待に応えられないことが多くなってきているのではないでしょうか。

そうした治療は、「科学的根拠に基づいた、幅広く深い専門的医学知識」によって成り立ちます。私の専門である歯内療法について言えば、たとえばアメリカの専門医プログラムを修了した〝専門医レベル〟の知識や技術が必要なのです。日本がそのレベルから大きく後れを取っている理由のひとつは、日本の歯科大学の卒後教育システムがアメリカの卒後教育システムと異なっていることにあります。

医療現場で実際に患者さんの診療にあたる医師のことを臨床医といいます。一方、研究などで臨床を支える医師のことを研究医といいます。

実は日本の歯学教育には、臨床の専門家を育てるプログラムがありません。日本の歯科大学卒業後に大学院の博士課程で学ぶ4年間とは、学位論文を書き上げて博士号をもらう課程であり、そこで学生はたくさんの文献を読み、論文を執筆します。そして、そのほかの時間には多くの場合、一般歯科医師として臨床します。臨床の専門家によって、専門分野の臨床について教育されるわけではないのです。

一方、アメリカの歯学教育の大学院には、臨床医、特に歯学における各分野の専門医になるためのプログラムが存在します。ここでは、論文を書くわけではなく博士号も取得できませんが、臨床に必要な文献をたくさん読み、それぞれの技術も知識も深められるようになっています。また、歯科全般を診る一般医と、それぞれの専門分野を深くカバーする専門医は分けられ、教育内容も異なっています。もはや一人の歯科医師が全ての分野を一人でカバーすることは過去のことになっているのです。

ところが日本では、このような教育制度の背景もあり、一般的な歯科医院で専門医へ紹介するという選択肢が患者さんに提示されることは、いまだあまり定着していません。そのマイナスをいちばん背負わされているのが、患者さんだと感じています。

歯科医師が自分の能力を向上させるには、大学や大学院における教育プログラムの他に、利害関係のない同業者によって、自分の治療結果に対する客観的な評価を受けることが非常に有効です。

歯内療法専門医であれば、紹介していただいたかかりつけ医がその評価者になるわけです。かかりつけ医は患者さんのために専門医を紹介しているわけですから、もし結果が悪ければその専門医に紹介することはなくなるでしょう。そのような緊張関係のなかで、専門医は否が応でもその臨床力を上げていかなければなりません。

また、同業者の治療を歯科医師自身が受けてみることも有効であると考えます。それによって、視野が広がり、自分のレベルを上げるきっかけになるからです。特に、一般医が専門医の治療を受ける体験は、大いに勉強になると私は考えています。自分が治療を受けられなくても、専門医と連携して患者さんの治療を進めることで、自分の治療を再確認する機会が生まれます。それが治療のレベルアップに大いに役立つと思われます。

ところが、実際には自分の歯科治療のレベルチェックを利害関係のない同業者に依頼しようとする歯科医師はあまりいません。専門医と連携したほうが明らかに患者利益になるとしても、自分の患者さんを紹介してくる歯科医師も多くはないのが現状です。

歯科医師に本当に必要な能力とは

医科的な病院であれば、内科的な治療、外科的な治療、整形外科的な治療、小児科的な治療、神経治療など、それぞれの専門分野に分かれていますが、歯科治療では、ほとんどの科目が一つの枠組みに含まれています。日本では、これらの治療を歯科医師がほとんど一人で担ってきたのです。しかし、これまで述べてきたように、一つひとつの治療の専門レベルが高まるなかで、もはやこのようなやり方は限界に達しています。

患者さんも、何でもかんでも一般の歯科医師に全て治療してもらえるものではない、ということを知るべきでしょう。

今後は日本でも、一般の歯科医師と専門医の線引きができ、一般の歯科医師は必要に応じて専門医に橋渡しするコーディネート力が求められるようになると思います。

これらのことを踏まえて、臨床における歯科医師に本当に必要な能力を整理すると次頁の表のようになると思います。

1診査・診断・意思決定（医療判断）が的確にできる
2医療面接技術（≒コミュニケーション能力）がある
3治療に必要な衛生的環境を整えている
4自分自身の能力を的確に把握している
5必要に応じて、専門医に治療をバトンタッチできる（たとえば、自分自身の能力を上回る治療をしなければならないときなど）

自分の歯を残すことの大切さ

歯内療法の最大の目的は、自分の歯を残すことであり、そのために歯の中の細菌を確実に除去することであると述べました。

実は、歯の中の細菌を確実になくすことだけを考えると、歯を抜くのがもっとも効果的です。しかし、いつもそうしていたら、患者さんのクオリティ・オブ・ライフ（QOL　生活の質）を維持することは難しくなるでしょう。感染のリスクを徹底して排除するためにラバーダム防湿や徹底した殺菌・消毒などが行なわれるのも、歯を抜くことなく、患者さんのＱＯＬをできるだけ高い状態で維持するためです。

もちろん、歯を1本くらい抜いても、すぐに命にかかわるようなことはありません。ですから抜歯という手段があるのです。仮に天然の歯よりも入れ歯のほうがＱＯＬを高く維持できるのならば、歯内療法にこだわらず入れ歯にしたほうが細菌の感染リスクを少なくすることができるはずです。しかし、実際は天然の歯のほうがはるかにＱＯＬは高いのです。

入れ歯やインプラントでも食べ物を噛むことはできますが、自分の歯で食べるのとは違います。入れ歯だと温度は伝わりづらくなりますし、アワビのような食感のものは上手に噛めないことも多いでしょう。

インプラントはもう少し天然の歯に近く、アワビも同じように噛めますが、顎の骨に直接接合しているのでアワビ独特の弾力ある食感を楽しむことは難しいでしょう。天然の歯には「歯根膜」というショックアブソーバー（振動を減衰する装置）のような役割を果たす腱があり、食感を脳へ伝えやすくなっているのですが、インプラントではそれが失われてしまうのです。

結局、食事にこだわる人にとっては、天然の歯を入れ歯やインプラントにしてしまうことでQOLが下がるといえます。

歯磨きのしやすさも変わります。天然の歯のほうがプラークコントロールのレベルを上げやすいことが多いのです。

現代は平均寿命がかなり延びているので、昔の人よりもずっと長持ちさせなければ自分の歯を使うことが難しくなります。虫歯や歯周病といった病気だけでなく、長年使い続けた歯には、割れや折れなどのトラブルも起こってきます。若いうちに歯を抜いてしまうと、その後の治療手段がかなり限定されてしまうのです。

そもそも抜歯というのは不可逆的、つまり後戻りできない処置です。できるだけ先延ばしして、人生の後半に残しておくほうが良いのです。患者さんにとって、どの選択が良いのか、何を判断の目安にすれば良いのか、慎重に見極めることがとても重要です。

3章

資本主義的な歯科医院経営の弊害

日本独特の保険制度

皆さんもご存知かと思いますが、日本とアメリカの医療制度のうち、もっとも違いが大きい点の一つが健康保険制度です。

日本では、「国民皆保険制度」を導入し、収入に応じて健康保険税を徴収する代わりに、保険診療の範囲内の治療であれば、治療費の3分の2以上が公的保険から支払われます。そのため、治療費の自己負担分は安価です。

一方、アメリカにはこうした保険制度がなく、公的保険は高齢者や障害者、低所得者など、受給資格をもっている人のみを対象としています。それ以外の人は、民間の医療保険に加入して掛金を支払い、治療費に応じて保険金を受け取るか、あるいはまったく保険に入らないことになります。

日本のような国民皆保険制度は、誰でも安く、手軽に医療を受けられる点で非常にメリットがある制度です。しかし実はその反面、患者さんの治療の選択肢を狭めているという見方もできるのです。保険治療では、インプラント、16金以上などの特定の材料による詰め物や被せ物、歯の健康診断、歯列矯正などが対象外となっています。また、虫歯などのトラブルを予防する処置については、頻度が決まっています。

つまり、誰でも安価に最低限の治療を受けられる代わりに、高度な治療あるいは予防的処置に関しては、高額な治療になるという経済的な心理によって、かえって抵抗感が増してしまう部分も多いのです。私が専門医として行なっている治療の大部分は、この保険治療の範囲を大幅に超えています。したがって、自費診療にならざるを得ません。

これは、それぞれの人の価値観の問題であって、良し悪しで決められるものではありません。ですから、

「再治療になる可能性があっても、現状ではできるだけ安価で最低限の治療を受けられるほうが好ましい」

と考えている患者さんがいることは当然ですし、その一方で

「高額であっても、再治療の可能性が低い治療を受けたい」

と考える患者さんがいることも当たり前です。また、同じ人であっても、時と場合に

よって、選択を変えるケースもあるでしょう。

私は、国民皆保険制度は必要なものだと考えていますし、保険診療があることも重要だと思います。そのうえで、患者さんの選択肢を増やすには、たとえ自費診療であっても専門医制度もあったほうが良いと考えています。

現状の日本では、保険診療があるからこそ、誰もが医療機関にかかりやすくなっています。それに加えて、歯科医療に専門医が入り一般医との連携を深めていけば、患者さんに対して、高い専門性を保った治療を選択肢として提供することができます。同時に、歯科医師による技術や知識の差が明らかになり、専門医以外の歯科医師の能力を引き上げることにもなるのではないかと思うのです。

歯科医師と経営

歯科医院の経営という観点からも、健康保険制度について考えてみます。

くり返し述べますが、健康保険制度は、患者さんの健康を守るうえで非常に有益な制度です。患者さんとしては、安価に治療を受けられるというメリットがあるからです。しかし、「歯科医院の経営と治療の質」という関係から見ると、これはデメリットにもなり得ます。

なぜかというと、患者さんが受けられる治療が保険範囲内で行なわれる場合、その治療に対して与えられる診療報酬は一定に定められているからです。これは言い換えれば、歯科医師が治療に掛けられるコストに上限があるとも言えます。

もし、定められた診療報酬が、その治療の質を確保するために最低限必要な金額より低くなってしまっている場合、それだけ診療内容の質が低下してしまいます。もしくは、歯科医院の経営的都合によりある程度までコストを抑えなければならない場合にも、同様のことが起きえます。

経営についての考え方は、100人の歯科医師がいれば、全員が違うものを持っていることでしょう。ですから、診療報酬の範囲内でどれだけの経費をかけるかは、それぞれの歯科医師の考え方によりますが、特に細菌感染を防ぐための基本コンセプトを守るためには、器具などを使い捨てる必要があり、経営を圧迫します。

そうしたなかで、保険診療中心の歯科医師が「患者利益のための基本コンセプト」

と「経営」という二つの観点から治療方針を考える場合、最低でも5通りの選択肢が考えられます（67頁の表参照）。

保険診療が中心の一般医が、特に歯内療法のような専門性の高い治療を行なう場合には、保険の範囲内で基本コンセプトを守ろうとすると、その分、どうしても経営的な負担が増加してしまいます。オプションとして自費診療を行なうこともあるでしょうが、その専門分野における治療のみを行なっているわけではないので、コストをそこに集中させることは難しい場合が多いと思います。

これがもし、自費診療の専門医であったなら、基本的には自分の専門分野における治療に専念すれば良いのですから、最新の機材を入れても経費と診療報酬のバランスがとれる可能性がありますし、知識や技術でカバーできることもあるかもしれません。

また、このケースならAの方法、このケースならBの方法とケースによって判断したり、患者さんによって選択したりすることもできるでしょう。たとえば、自分のところでは持っていない機材を使って処置をしたい場合には、その機材を持っているクリニックと連携して治療を行なうこともできるでしょう。

ちなみに左の表にある5通りの考え方は、あくまで歯科医師や歯科医院が生涯の診療方針をどのように考えるかの哲学的な選択肢であり、患者さんが選ぶものではありません。たとえば4の考え方で診療を行なうのであれば、歯科医師にはそれに見合うだけの知識や技術を習得する覚悟が必要です。

1 患者さんに事実を話さずに、コストを抑えた治療をする
（⬇結果が悪いと知りながらそれを隠して、基本コンセプトを守らない治療をする）

2 患者さんに事実を話して、コストを抑えた治療をする
（⬇結果が悪いと知りながらそれを伝えて、基本コンセプトを守らない治療をする）

3 赤字を覚悟して、保険の範囲内で最大限基本コンセプトを守った治療を行なう

4 患者さんの自費診療で、基本コンセプトを守った治療を行なう

5 歯内療法をしない
（⬇専門医に送る、抜歯を選択など）

最近の歯科医院の傾向

自費診療の歯内療法専門医でも経営が成り立つことは、私自身が証明していて、この10年で専門医になろうという歯科医師も増えてきました。しかしその数はまだ、0が0・00001くらいになった程度です。もっと広まっていくまでには、まだ時間がかかるだろうと思っています。

なかには、歯内療法専門医になりたくてもそれだけに特化してしまうと、今、診ている患者さんを診察しにくくなるので、決断できないという歯科医師もいるでしょう。ただ、最近の傾向としては、歯科医院の経営に関心をもつ若い歯科医師は増えているようです。

歯科医師向けにさまざまなセミナーが行なわれているのですが、私が若いころに人気があったのは治療に関するものでした。現在は、歯科医院の経営に関するセミナーに人気が集まっています。

若くして複数の歯科医院を経営している理事長も多くいらっしゃいます。そしてその成功者を見てさらに若い歯科医師たちは憧れを持ちます。歯科業界であれ歯科医院であれ、優秀な人間が集まるためにはこの図式自体は非常に良いことだと思います。

大きな歯科医院経営における共通した苦労は歯科医師の確保だといいます。新たに歯科医師を雇う必要があるときに、求人しやすいのは新人歯科医師に対する教育システムの整った歯科医院からだそうです。たしかに私の知る歯科医療法人の多くはこの教育システムが非常によく整っており、地域医療に多大な貢献をしています。

一方で稀ではありますが、明らかに患者利益が最小になるような、言い換えれば医院の利益が最大になるようなシステムを構築している医院もあります。しかし、そんな環境では健全な新人歯科医師が育ちにくいことは言うまでもありません。

また、比較的大型の診療所において、〝各分野の専門医が在籍していること〟をその歯科医院の一つの売りにしていることもあります。それによる患者さんの囲い込みと、専門技術の習得を求める新人歯科医師の確保を狙ったシステムです。それ自体は悪いことではないのですが、良くないケースとして考えられるのは、そこで専門医として従事している歯科医師の力量が、明らかにそのレベルに達していない場合です。

これには、私が知るかぎり二つの大きな欠点があります。

まず一つめは、専門医による治療は自費診療で行なわれる場合が多く、一般的な保険治療よりはかなり高額になります。患者さんは専門医だから高品質の治療が受けられると思って高額な治療費を支払うわけですが、実際には治療が専門医のレベルに達していないことも少なくありません。

二つめの欠点は、新人歯科医師たちが専門的な教育を受けられると思ってその歯科医院に就職を決めた場合、実際に教育される内容がそのレベルではなく、しかも若い歯科医師たちがそのことに気づかず、それがもっとも質の高いレベルだと信じてしまうことです。

こうした現状を踏まえて私から患者さんへアドバイスできることは、たとえば歯内療法において、より高い確率で高いレベルの治療を受けたい場合には、歯内療法のみを行なっている歯科医院で治療を受けることをおすすめするということです。もちろん日本には、まだ数えるほどの医院しか存在しませんが、今後は増えてくることと思います。ただし、非常勤の専門医でも優秀な場合も多いので、誤解のないように付け加えておきます。

私自身、想定はしているものの、同業者がこの書籍の特にこの部分を読んだら、きっと憤慨することでしょう。それでも、あえてこうしたことをお話しするのは、誰よりも不利益を受けるかもしれない可能性がある、患者さんたちにお伝えしたいという一心からです。

患者さんが歯科医院へ行くのは、大抵の場合、歯に関する悩みを解消したい、つまり治したいからです。それを受け止めて歯を治せることが歯科医師の本質的な価値です。経営的な判断で、歯科医療機関でのマッサージサービスや、融通の効く診療時間、交通の便の良さ、ホテルのようなインテリアなどの付加価値をつける歯科医院もあるでしょうが、少なくとも専門医を謳うのであれば、本質的な価値である治療の部分で、専門医にふさわしい水準を満たしていてほしいと願っています。

4章

あなたにとって「最善」の歯科治療とは

「最善」の歯科治療は、患者さんごとに違います！

皆さんは私が2章で、医療判断のためには患者さんと歯科医師とのコミュニケーションが重要であるという話をしたことを覚えているでしょうか？　もしかしたら皆さんの中には、歯の治療をしっかりやってくれるのであれば、コミュニケーションはそこそこでいいんじゃないかと思われる方もいるかもしれません。

そこでこの章では、皆さんがこれから「最善」の歯科治療を受けるために、コミュニケーションが治療現場においてどのように作用しているのかについて、お話ししたいと思います。

もし、あなたが次のように聞かれたら、何と答えるでしょうか。

「あなたが、今、一番欲しいものはなんですか？」

もっと経済的に自由になりたいと考えている人は「お金」と答えるでしょうし、忙しくて寝ることもままならない人であれば「時間」と答えるでしょう。あるいは、結婚したいと思っている人は「恋人」と答えるかもしれません。「家」や「車」といった具体的な品物を挙げる人もいるでしょうし、「やりがい」や「幸せ」といった抽象的な概念を挙げる人もいることでしょう。

いずれも、その人の価値観に基づいた、その時点での「一番」を答えています。そして、ある人にとっては「一番」であっても、別の人にとっては「五番目くらい」だったり、「三十八番目」だったり、「それは、欲しくない」だったりするかもしれません。

実は、歯科医療における「最善」も同じなのです。個々の患者さんによって、「最善」は変わります。

たとえば、多くの子どもにとっては、「こわくない、やさしい歯医者さん」が一番求められるかもしれません。その次くらいに、「虫歯を治してくれる」が続きます。近所にあるかどうか、最新の機器を使っているかどうか、とか、治療費が安いかどうか、夜間に診療してくれるかどうか、などはきっと、それほど気にしないことでしょう。

その子どもが大人になると、さすがに、「こわくない先生が一番だ」とは、（少なくとも表立っては）言わなくなります。「こちらの話をきちんと聞いてくれて、できるだけコミュニケーションをとってくれる歯科医師が望ましい」などと言うかもしれませんし、それよりも治癒率の高さや、土日でも診療してくれるといった事柄を重視するようになるかもしれません。

一般的に患者さんが歯科医療を受けるときに望むことを表にしてみました。これを見て、読者の皆さんの中には、

「こうした要望を全て兼ね備えた歯科医療こそが、自分にとっての最善だ」

と考える方がいるかもしれません。

しかし、少し考えると、それは現実的ではない過剰な要望であることがわかります。なぜなら、これらの要望の中には、相性の悪い組み合わせがあるからです。

たとえば、「先進性」と「経済性」という組み合わせ、あるいは「高い医療技術」と「速さ」という組み合わせは、非常に相性が悪い組み合わせです。

「先進性」と「経済性」という組み合わせは、新しいベンツを1万円で買いたいと希望するようなものですし、「高い医療技術」と「速さ」という組み合わせは、顕微鏡などを使用する高度な医療技術を短時間で望むようなものです。こうした二つの要望を同時に満たすことは難しいのです。

患者さんによって「最善」は異なる

- **高い医療技術**（治癒率の高さ）
- **歯科医療者の信頼性**（治療結果に対する見通しや対応が正直で誠実）
- **先進性**（最新の機器や技術を導入）
- **十分な説明**（十分な科学的根拠に裏付けされた知識）
- **アポイントの融通性**（すぐに診てくれる、夜遅くまで診療してくれる）
- **地理性**（近い、行きやすい、アクセスが良い）
- **経済性**（安い）
- **医療者側のコミュニケーション能力**（優しい）
- **丁寧な治療**（痛くない）
- **速さ**（治療時間や治療期間が短い）
- **許容性**（言うことを聞いてくれる）

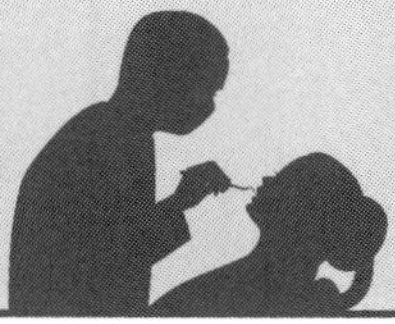

もしこうした組み合わせを同時に満たした歯科医療を謳っている歯科医師や歯科医療機関が存在するとしたら、私の個人的な感覚ではありますが、「これは、胡散臭いなあ」と感じてしまいます。

とは言っても、がっかりすることはありません。全てを満たすことは難しくても、優先順位をつけて、上位3つめくらいまでを満たしてくれる歯科医療機関を探すことは、現実的に可能だからです。

あなたがもし毎日夜遅くまで働いているのであれば、まず優先すべき項目は「アポイントの融通性」でしょう。

その次に「経済性」や「速さ」などが来るかもしれません。そして、それが叶う歯科医師に出会えたなら、現時点のあなたにとって最善の歯科治療である可能性が高くなります。

あなたにとっての「最善」は、あなたにしかわからない

何を優先して選択するかは、その人の価値観によって異なってきます。ですから、自分の選択に、自信や誇りをもってください。歯科治療を選択するときも同じです。自分の優先順位に基づいて選択した歯科治療を提供してくれる歯科医師や歯科医療機関を探してください。そうすれば、自分にとっての「最善」に出会える確率が高くなります。

しかし、あなた自身ではなく、なんとなく訪れた歯科医院で、その歯科医師の意見で優先順位を決めたならば、もしかすると、あなた自身には納得できない気持ちが残るかもしれません。

日常でありそうな例でもう少し考えてみましょう。

午前中の仕事が押してしまって、昼休みが15分しか残っていない。午後はすぐにミーティングの予定がある。そこで、短時間で食べられそうなハンバーガー店に飛び込みました。そこで、

「うちは速さよりも味にこだわって調理しているので、提供までに20分かかります」なんて言われたら、断って、もっとすばやく食事ができる、ほかのお店を探すでしょう。飛び込んだそのお店は、「今すぐ食べたい」という優先順位に対応できなかった、つまり、その時点の優先順位に対して、「最善」のお店ではなかったということです。

もちろん、「美味しさ」を捨てがたいという気持ちはあるでしょうが、それを選んでしまっては、午後のミーティングに間に合いません。ここで、お店が最善と考える「美味しさ」に優先順位を変えてしまうことは、あなたにとっての「最善」の選択ではないということです。

医療者側が考える「最善」のパターン

一方、歯科医院としては、患者さんに提供する治療の「最善」について、どのよう

に考えているのでしょうか。

多くの場合、歯科医師側が考える「最善」には、次の二つの傾向があります。一つは、科学的に最善を追求する傾向。そしてもう一つは、サービス業としての最善を提案する傾向です。

まず、科学的に最善を追求するのは、患者さんの抱える症状をできるだけ高い成功確率で治療するために医学的・生物学的な知識を適用したいという考え方によります。すると、治療方針は、「この状態（症状）にはこの処置が良いから、この処置を行なう」というパターンになります。

一方、サービス業的に最善を提供するというのは、患者さんの要望に従い（多くの場合、医学的根拠は二の次にして）、「まず患者さんの要望を満たす処置を行なう」というパターンです。

しかし、これらはいずれも極端な例で、多くの場合は、両者のミックスです。つまり、科学的な処置を提案しつつ、患者さんの要望をある程度は満たせるように考え、バランスをとります。個々の歯科医師の違いというのは、そのバランスの比率がそれぞれ異なることによります。

たとえば、問診などの際に患者さんが
「こういうこと（治療）はできるんですか？」
と自分の要望を出したときに、歯科医師は
「医学的に根拠のある治療法ではないから行なわない」
と考える場合もありますし、
「患者さんが、医学的根拠はなくても良いからやってほしいと言うのであれば行なう」
と考える場合もあります。

実際には、患者さんの要望と、歯科医師の考えのバランスをとり、両者にとって「最善」となり得る落とし所（折衷点）を探るわけです。

もし科学的な処置と患者さんの要望との折衷点をまったく探らない、どちらかに極端に傾いている歯科医師がいたら、その場合には気をつけるほうが良いと思います。特にサービス業的な考え方に偏る歯科医師には注意が必要です。

科学的処置に傾く歯科医師の場合は、「俺の言うことを聞かないのか」と物別れになっても、患者さんは別の歯科医師へ行けば良いので、まだ救われる可能性があります。

ところが、サービスに傾いた歯科医師の場合、患者さんの要望を満たすことに意識が向きすぎて科学的根拠が疎かになり、患者さんが歯科医師を信用したものの、医学的に成果が出ないということもあるでしょう。最悪の場合、まったく患者さんのためにならない治療が行なわれるリスクも高まります。

歯科医師が患者さんの治療の「最善」をどのように考えるか。私自身は、最低ラインの医学的根拠をしっかり患者さんに伝えながら、そのうえで、患者さんの要望に対して考えられる処置を話して、患者さんの意思決定を助けることが大切だと考えています。

患者さん自身も、その歯科医師がどの程度、医学的根拠に基づいているのかを調べてみることをおすすめします。そんな専門的な話は苦手だと思われるかもしれませんが、最低ラインのことは知ることができます。

たとえば、インターネットで患者さんに向けてガイドラインを説明しているようなサイトを読めば、ある程度の医学的根拠が得られます。さらに、個々の処置や治療法については、科学ジャーナルや学会の報告などから情報を得ることもできます。

今はインターネットがあるので、調べたい分野の学会が簡単に調べられるようになりましたし、ガイドラインも出ています。その内容は理解ができなくても、検索してみて科学ジャーナルや学会などに掲載されていれば、医学的に根拠のある治療であるかどうかの判断は、ある程度できると思います。

実のところ歯科医院のサイトには、科学的根拠に乏しい治療法が山ほど載っています。どうぞ患者さんご自身で、今自分が歯科医師から提案されたり、実際に受けたりしている治療が科学的かどうか、判断する基準をもってほしいと思います。

医療者も人間です

ここまでは、患者さんが「最善」の歯科医師を見つけるには、自分にとっての優先順位を持ち最終的には自分自身が決めなければならないこと、そして歯科医師は、自分自身が患者さんにとって「最善」と考える処置と治療について、その根拠も明らかにしたうえで、あくまで患者さんの意思決定を助けるという立場をとるべきだということをお話ししてきました。

では、そのような歯科医師の提案を受けた患者さん自身が、最終的に納得できる治療方法を決定するには、歯科医師の助言をどのように聞いて、どのように判断すれば良いのでしょうか？

もっとも大切なのは、

「その助言は、患者利益という観点から導き出されたものなのか？」

という点です。

診療中の短い時間の中で、明確に医師が考えていることを理解することは難しいかもしれませんが、目安として、具体的に次の3つについて十分に検討してみるべきだと思います。

・歯科医師自身が苦手な処置、治療法を避けているのではないか
・歯科医師自身が得意な処置、治療法をすすめているのではないか
・歯科医院に支払われる金額が大きい（＝収入になる）処置、治療法ではないか

もし、歯科医師自身が苦手な方法を避け、得意な方法や収入が大きい方法へと誘導するのであれば、それはフェアな助言とは言えないでしょう。患者さんの立場に立った助言とは言えないからです。

もちろん、多くの医療者は、自分の役割とは、得意不得意や好き嫌い、支払いの寡

多ではなく、患者さんにとって良い方法を患者さんと一緒に考えることだと認識しています。しかし、医療者も人間です。フェアであろうと心がけていても、どうしても、一定のバイアス（偏り）がある状態で、判断をしてしまいます。

歯科医師にかかるバイアスその1　自身の得意不得意

バイアスについての、アメリカでの実験があります。

ある患者さんが、そろそろ仕事を引退するので、歯を治したいとやってきました。初診です。診療すると、非常に歯が磨耗した（すり減った）状態で、根の先に病気があり、残っている歯の量が少ない状態でした。

実験では、この患者さんの口腔内の写真を撮って、数名の歯科医師や大学院生に提示し、どのような治療方針を立てるべきか、考えを聞きました。もちろん患者さんの意見を聞かなければ「最善」の治療法は決定しませんが、医学的観点からの考えを聞いたのです。

処置としては、次の2つが候補に挙がりました。

(1)摩耗した歯を、根管治療などを行なって保存し（天然の歯を残し）、残った歯にブリ

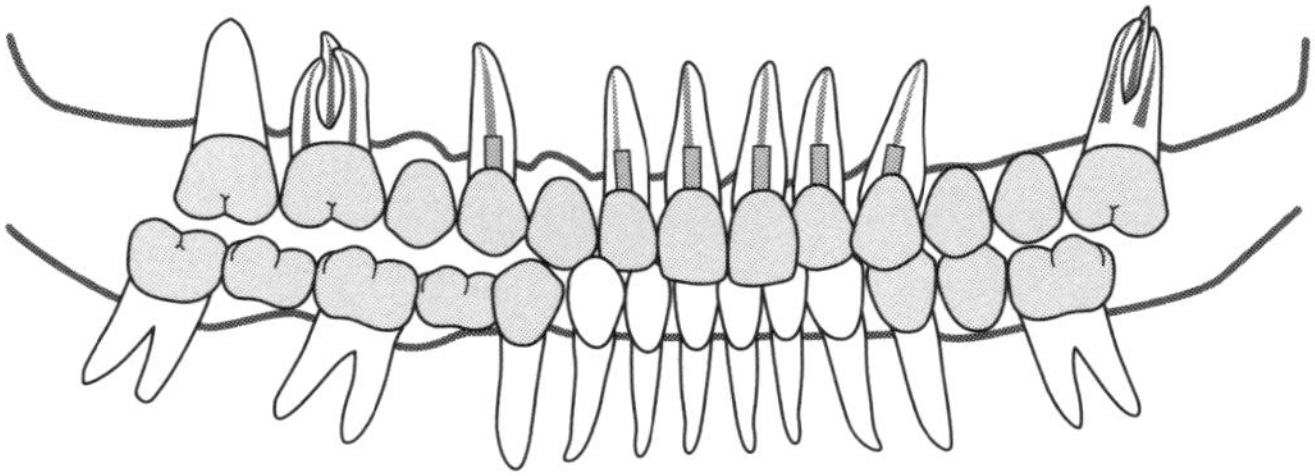

図３　天然の歯を残してブリッジ治療を行なう

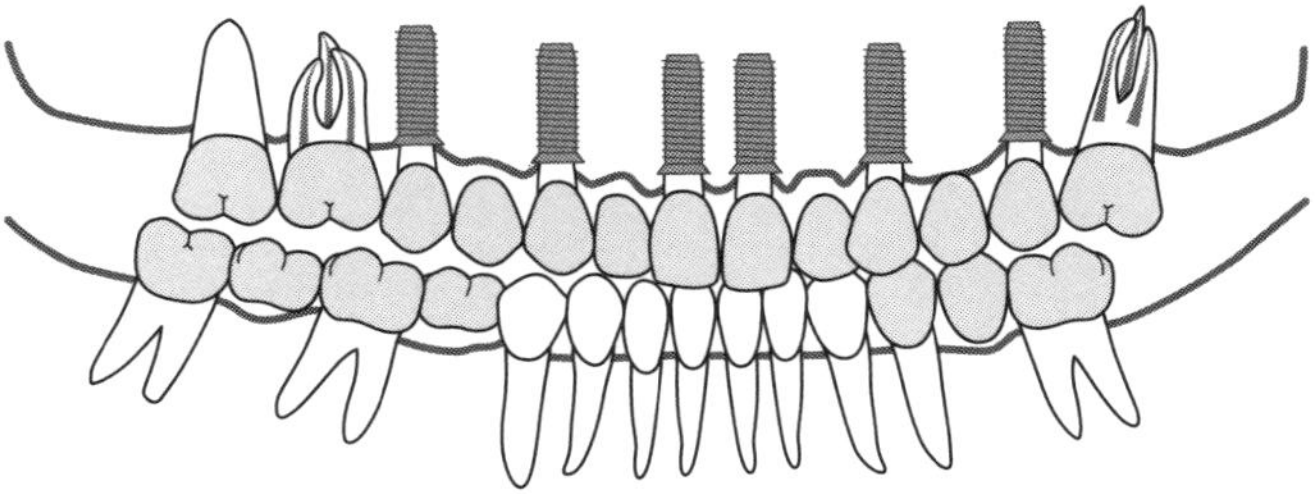

図４　抜歯後にインプラントを使ってブリッジ治療を行なう

・薄くグレーに塗られた歯の部分はブリッジ（人工の歯）
・歯の根が描かれていない歯はすべて抜歯ずみ
・歯の根の部分に根管が描かれていない歯は神経が残っていない
・歯の根の部分に根管が１本のものは根の治療が行われている

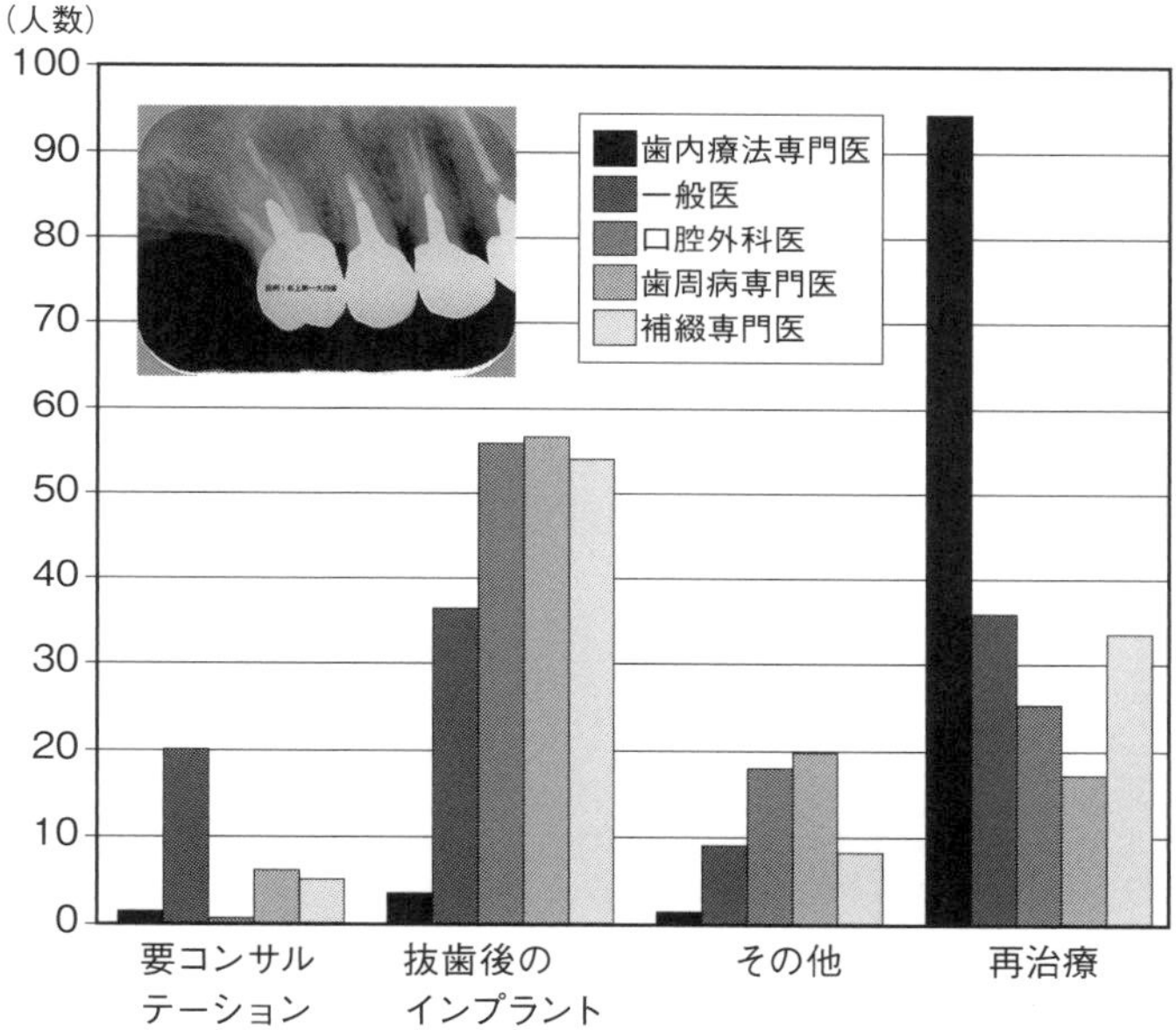

Bigras, B. R., et al. (2008).
"Differences in clinical decision making: a comparison between specialists and general dentists."
Oral Surg Oral Med Oral Pathol Oral Radiol Endod 106(1): 139-144.

ッジ（入れ歯）治療を行なう（図３）

(2)摩耗した歯を抜歯して、インプラントを使ってブリッジ（入れ歯）治療を行なう（図４）

　回答をデータ化すると、次のような結果が得られました。歯内療法専門医と歯内療法専門の大学院生は、１００％が(1)を選びました。一方、歯周病専門医と歯周病専門の大学院生は、半数が(1)を選び、半数が(2)と回答しました。

さらに大規模なバイアス調査では、歯内療法専門医、一般医、口腔外科専門医、歯周病専門医、補綴《ほてつ》専門医（患部を補う処置＝被せ物の処置を行う専門医）の１２５０人に同じ質問をしました。すると、グラフの「抜歯後のインプラント」の項目を見るとわかりますように、やはり歯内療法専門医が「抜歯してインプラントにする」ことをすすめる割合は大幅に低くなっています。また、「再治療」の項目を見るとわかりますように、「天然の歯を残す方針で根管治療をして補綴する」ほうを選んでいるのは歯内療法専門医の割合が大幅に高くなっています。

このように、自分の専門によって判断に偏りが認められたのです。

1章でご説明したように、アメリカでは歯科医療の専門医制度が確立していますから、一般医でなければ、自分の専門分野の歯科治療しか行ないません。たとえば、歯内療法専門医はインプラントを行ないませんし、歯周病専門医は根管治療を行なわないのです。

つまり、その医師の専門分野がどんな分野であっても、治療方法を選択する際に、それに基づいたバイアスがかかってしまうのです。この実験は専門医制度のあるアメリカでのものですが、たとえば自分の得意な方法を選択しやすいという傾向やバイアスは、人であるかぎり、誰にでもありうると言えます。ですから、「あの人だけは違う」「あの人は絶対に正しい」という考えに凝り固まってしまうのは非常に危険だと言えるでしょう。

歯科医師にかかるバイアスその2　患者さんとの関係性

私は、若い歯科医師を対象にしたセミナーで受講生に対して、こんな質問をしたことがあります（寺下謙三医師のご厚意による）。

「あなたは、がん専門医だとします。

あなたが担当している40代の患者さんは、余命半年以内と推定されます。

そうした折に、強力な抗がん剤Aが開発されました。

Aを使用すると、80％の患者さんのがんが完治するというデータが出ています。

しかし、副作用が強烈であるため、患者さんの5％は副作用に耐えられず、投与後1時間以内に死亡します。

また、患者さんの15％は、副作用に耐えても何の効果も得られません。

現状では、Aを使う他に、この患者さんのがんを治療する方法はありません。

あなたなら、この患者さんに抗がん剤Aを使用しますか？

次の4つから、あなたの考えを選んでください。

①使用せず、一般治療、痛みを緩和する医療を行なう

②副作用覚悟で使用する

③迷って判断できない

④それ以外の対処を考える

セミナーにおいて、ステップ1では、一般の患者さんを想定して挙手をしてもらいました。ステップ2では、患者さんが自分の親だったらどうするかを想定してもらいました。そしてステップ3では、患者さんが自分だったらどうするかを想定してもらいました。

すると、多くの歯科医師が、ステップ1と2と3では全て結論が違う、という結果になったのです。医学的には全て同じ判断になるはずなのに、「自分と患者さんの関係」が変わると、意見が変わってしまうのです。

人は知らず知らずのうちに、バイアスがある状態で物事を判断してしまいます。しかし、どのようなバイアスがあるかは、他人にはわかりません。ましてや患者さんに

は医療者ほどの知識がないので、その助言を判断の手助けとするしかありません。

「患者さんの意思決定においてはエビデンスが重要だ」

と言いますが、人間一人ひとりの体が違うように、一人ひとりの症状や体質は異なります。ですから、臨床上の全ての問題を解決するほどのエビデンスは、残念ながら存在していないのが実態です。先ほどの例題でも、あるケースでは有効で、あるケースでは無効であるといったエビデンスがあれば、確率論で判断する必要はありませんし、医師のバイアスが影響する余地もありません。しかし実際には、そんなエビデンスがない状態で、医療者は患者さんにどういう助言をするかが問われているのです。

「バイアスがない状態で、正直な情報提供をして、提示した選択肢から患者さんに選んで決めてもらう」

これが、患者さんにとっての「最善」であることは間違いありません。しかし、バイアスのかかっていない歯科医師はいません。私だって、常に偏りのない状態で助言しているとは言い切れません。

では、患者さんが不利益を得ないためには、歯科医師はどうすれば良いのでしょうか？

私は、ある患者さんの治療において、ほかの歯科医師はどういう選択をするのか、同じ判断をするのかどうかという客観的な視点や、仮に患者さんがその歯科医師本人や、家族だったら自分はどう判断するか、という想像力を働かせる姿勢が大事なのではないかと思っています。

医療者と患者さんの間にあるギャップを知る

そうは言っても、患者さんは自分がかかる歯科医師に偏りがあるとは思っていませんから、助言に対して、「そういうものなのか」と受け取ってしまいがちです。

一般的に歯科医療においては、たとえ患者さんが自分自身の優先順位で「最善」と思えるような歯科医師を見つけたとしても、実際の治療の際に、患者さんにとって不利益が生じる可能性が存在します。

その理由をもう一度、整理してみましょう。

(1)歯科医師が提供しようと思っている「最善」の治療と、患者さんの欲する治療にギャップがある。

(2) 歯科医師の助言にどの程度バイアスがかかっているのか、患者さんにはわからない。

いずれにしても、医師は良かれと思って行なっているのですが、最終的に患者さんの欲する治療との折り合いがつかないと、患者さんは「自分にとってはよくない治療だった」と思ってしまう状況になるのです。

では、歯科医師との間に生じるこのようなギャップを埋めるためには、患者さんとしてはどうしたら良いのでしょうか。

実を言うと、全ての患者さんに対する明確な答えは私自身も持ち合わせていません。患者さんも歯科医師も人間であり、その間に生まれるギャップというのは、結局は人と人との関係性の問題になるからです。しかし、確実に言えるのは、カウンセリングの際に、目の前の歯科医療者（歯科医師であることが望ましい）が、本当に今のあなたにとって良いと信じている治療を提案しているのか、もしくは、それ以外の要素（たとえばより高価な治療をすすめそうだとか、より面倒でない治療を選択させたがっているとか）が含まれているのかを見極めながら話を聞くことに集中してほしい、ということです。

よほど患者さん自身に心理学的な素養でもないかぎり、歯科医療者が言っていることの本質を計り知ることはできないでしょう。ですが、前もってこのことを意識しておくだけでも、ギャップが生じる可能性は低くなるのではないかと思います。

こういう質問をしてみるのも、参考になるかもしれません。

「先生や先生の家族が、このような状況であれば、その選択をしますか？」

演技派の先生であれば、たとえそう思っていなくても、何の躊躇もなく「はい、もちろんです」と言うかもしれませんが、そんな悪人はそうそういるものではないでしょうし、同じ歯科医師としてそう信じたいものです。

そして、誤解のないように言っておきたいのですが、ほとんどの歯科医師は、まじめに、患者さんのためを考えて診察しています。

もう一つ、実は、意外と重要なのが〝直感〟です。

歯科医療者に対して、性格的あるいは生理的に合わないと感じたのであれば、その歯科医院で治療を受けることは、見送ったほうが無難です。合わないと直感したにもかかわらず治療がはじまってしまった場合、たとえ治療自体は正しく行なわれていたとしても、なぜか時間とともに不信感が募っていく事例を多く見ているからです。

歯科医師や歯科医療者の意見や助言に対して、自分はどのように感じているのか、医師から示されていることは本当に自分の優先したい事柄なのかどうかを、じっくりと判断してください。そして、納得できない場合には、もう少しお互いに歩み寄って納得できる着地点はないのか、探ってみてください。

どうしてもギャップが埋まらない場合

それでもギャップが埋まらないと感じた場合には、どうしたら良いのでしょうか。以下に述べるようなことを試してみて、それでも難しい場合には、身も蓋もないようですが、転院するしかありません。

まず、ギャップを埋めるために時間をかけて考えたいのであれば、予約をとらず、自分が納得できるまでよく考えましょう。ギャップがあるうちは、治療を開始しないほうが良いからです。

治療が始まってから転院するのは、リスクが高いうえに、転院先の歯科医師の技量がさらに問われます。

ただし、ギャップが比較的小さい場合、あなたの要望をきちんと汲みとってもらうコミュニケーションの努力もしたうえで、ある程度はかなえてもらえるようであれば、そのまま転院せずに治療を始めても良いと思います。

小さなギャップというのは、治療の所要時間や期間、診療時間などです。一方、大きくて危険なギャップというのは、費用に関わることと、審美歯科や矯正などの見た目に関わることです。価値観や感性に関わることは、人それぞれに違うのでギャップが生じやすく、大きな不満足にもつながりやすいのです。

一般的に優秀な歯科医師は、どんなところにギャップが起きるかを把握しているので、事前の対応策をいくつももっています。また、患者さんに「この治療法を、自分で選んだ」という意識があれば、トラブルは起きません。

しかし、歯科医師に説得された、無理にすすめられたという感情があると、不満の原因になります。結局、最善の歯科治療が受けられるかどうかも、トラブルになるかどうかも、最終的に全ては患者さん自身の意思決定によるのです。

本章で最後にもう一度お伝えしたいのは、歯科医療者が自分のできること（もしくは得意な分野）と、できないこと（もしくは苦手な分野）とを自身で把握しているかどうか、苦手な分野についてはしかるべき専門医と連携をとれる素地があるかどうかについても、患者さんは知っておいたほうが良いということです。

以前は、何でも一人でできる歯科医師が優れていると言われていた時代もありました。ところが、現在は事情が異なります。歯科医療の進歩はすさまじく高度化・細分化されてきており、もはや一人の歯科医師が全ての分野に精通することは非現実的です。

ましてや患者さんは、歯科医療については素人ですから、専門的な言葉で選択肢を提示されても、正しく判断できるとはかぎりません。そこで歯科医師に求められるのは、

「もし私があなただったら、こうする」

「あなたが私の親だったら、こうする」

という助言を、正直に伝えることです。直接このようなことを言わなくても、そういう姿勢を持つことが大事だと思うのです。

また、患者さんにとって最善の治療の選択肢が歯科医師自身には対応できないもの

であるならば、患者利益に基づいて他の医師をすすめることです。

日本にはまだ、歯科医療の専門医制度は生まれていませんが、高度な専門的治療は専門医に委ねるという柔軟な姿勢の必要性は、今後の日本ではますます、高くなっていくだろうと思います。

5章

歯医者さんとの賢い付き合い方

患者さんの意思決定

歯科医師から示される医療判断に基づいた選択肢から、患者さんは、自分がどのようにしてほしいのかを決定します。

前章でバイアスについてのお話をしましたが、その他にも、診査の結果に基づいて患者さんに最終的な選択肢を提示する際に、ときには歯科医師のポリシーや哲学が問われるような場合もあります。オランダの大学の論文で発表された実際の症例に基づく例題をご紹介しましょう。

40歳の女性患者が通常の健康診断のため、かかりつけの歯科医院に来院しました。歯科医師は偶然、レントゲン写真で左下6番の根尖部に透過像（歯にトラブルがある状態）を発見しました。ただし、患者さんは、痛みや歯がしみるなどの症状は一切感じていません。

少々専門的ですが、カルテに記載するとすれば、次頁の写真下の表のようになります。

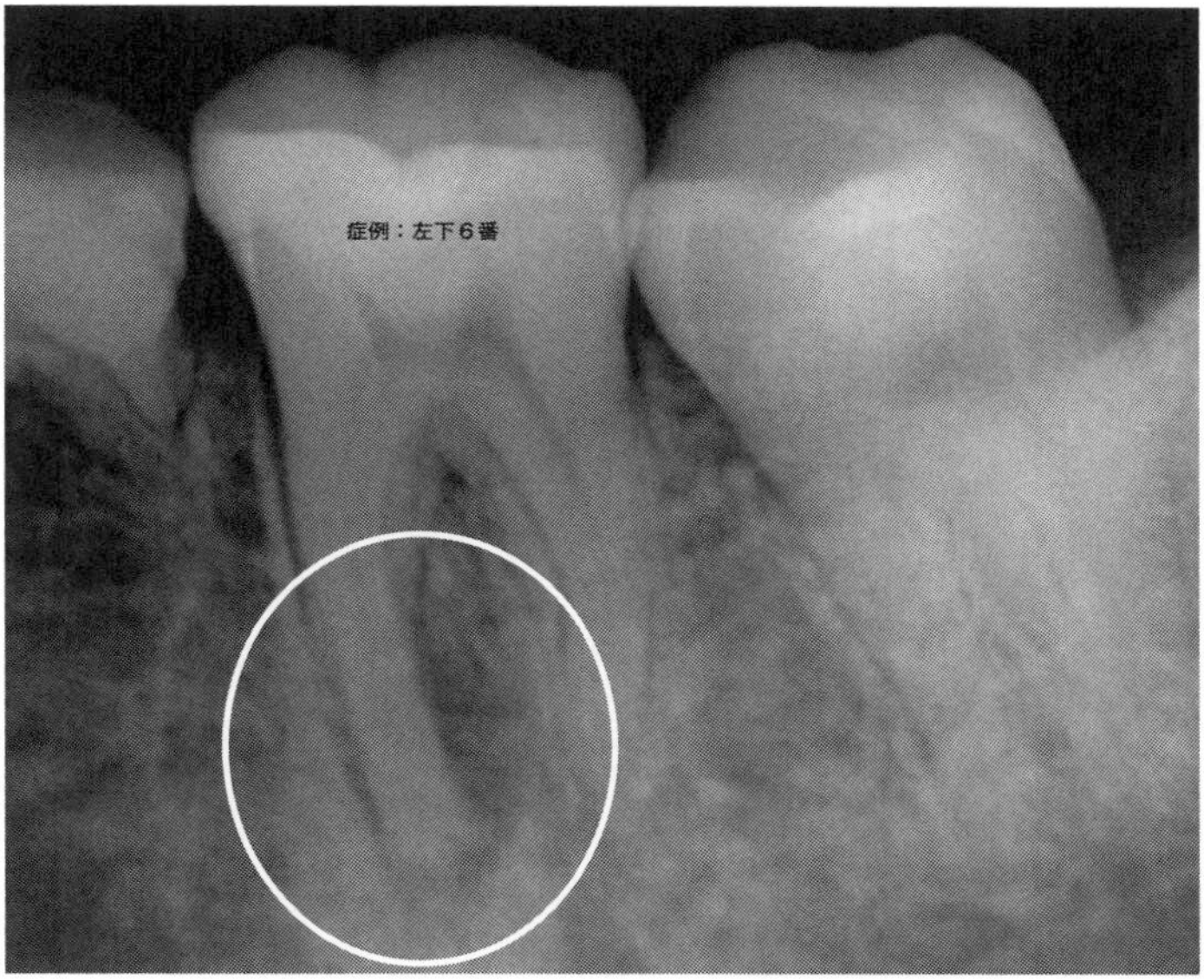

歯髄診：(－)
打診：(－)
プロービングデプス：正常範囲
歯髄診断：歯髄壊死
根尖周囲組織診断：根尖性歯周炎

患者さんによると、セラミックの被せ物は15年前に行なわれ、それ以来、一度も痛みを感じたことはないそうです。つまり、患者さんの主訴はありません。ですから、治療の必要はないとも言えるのです。

ではあなたがこの患者さんだったらどうしてほしいでしょうか？

こうした場合誰もが気になるのは、「このまま治療をしなければどうなるのか、そして治療をしたらどうなるのか」ということです。すなわち、一般的には双方の想定しうる結果、つまりメリット・デメリットを考えて、最良の医療判断を導き出すことが、患者さんの利益となります。

この症例の場合、治療をしたほうが良い理由は次のとおりです。
・突然痛くなる可能性がある
・病変が拡大する可能性がある
・根尖性歯周炎は、全身疾患を引き起こす可能性がある
一方、治療をしないほうが良い理由もあります。
・長い間問題を起こさずに経過していたので、今後も問題はないかもしれない
・治療にまつわる煩わしさ、出費、術後疼痛《とうつう》などがある
・治療によって歯質を脆弱化させる
ここに示した、治療をしたほうが良い理由にも、しないほうが良い理由にも、100%確実な医学的根拠はなく、あくまで可能性です。したがって、最終的には医学的根拠以外の要因で治療を行なうかどうか決めなくてはいけないのです。

このように、歯科治療では全ての選択がはっきりとした良し悪しで決められるわけ

ではなく、患者さん自身が納得できる判断をして、その結果も受け入れられることが、どちらの選択であっても最終的に良い医療判断となるのです。

あなたが歯科治療を受ける目的は？

患者さんが意思決定を行なううえで、もう一つ大切なことがあります。それは、患者さん自身が、治療の目的を明確にしているということです。つまり、患者さんは、まず、自分が本当に解決したい問題は何か？　を知っている必要性があります。

たとえば、神経の治療をしたいと歯科医院を訪れる人のなかには、「家族がインプラントでうまくいかなかったから歯を抜きたくない」という気持ちをもった人もいます。しかし、主訴では家族の話までしないかもしれません。もしくは、「抜歯はいやだ」と感じているだけで、その潜在的な理由を患者さん自身がわかっていなければ、歯科医師とのギャップは埋まらず、本当の悩みの解決には至らないかもしれません。

もし、その悩みを自分で明確に理解していれば、患者さんは、通院を検討している医院がそれを解決してくれる歯科医院・歯科医師であるかどうか、そうした治療を行なっているかどうかを見極めれば良いので、話はだいぶシンプルになります。

臨床現場でお会いする患者さんには、治療を通じて自分がどうなったらいいかという目的が明確でない人も多くいます。痛みがある患者さんには、たいてい痛みをとってほしいという主訴がありますが、ときには、真の主訴が痛みではないという患者さんもいるのです。「歯が痛い」とは言っているものの、「歯並びのせいで頭が痛いのでは」「美人と言われないのは、歯並びが悪いからでは」……など、歯科医師に直接伝えている主訴の背後に別の達成したい目的があるケースです。この場合、歯科医師がただ患者さんの「歯が痛い」という主訴だけを認識して、痛みを取り除くことだけに専念してしまうと、実際の治療結果と患者さんが本当に求めていることとの間にギャップが生まれてしまいます。

そこで、主訴が直接的な場合でも、間接的な場合でも、まず、患者さん自身が歯科治療で達成したい真の目的を明確にしておいてほしいのです。

余談になりますが、私は、若い歯科医師向けのセミナーで必ず、「カルテには、患者さんの口から出たことをそのまま書きましょうね」と話しています。つまり、「歯が痛い」という言葉で主訴を伝えられたときは、「疼痛がある」ではなく、「歯が痛い」と書かなければいけないということです。この患者さんの言葉が本音とは限らないということも肝に命じておかなければなりませんが、このような言葉選びの奥には、ひょっとしたら患者さんの本音にたどり着くためのヒントが隠されているかもしれないからです。

また、患者さんに、主訴に至るまでの思い込みがある場合もあります。たとえば患者さんが「噛み合わせが悪いから、頭痛がある」と信じている場合、その思い込みはある意味、自分をそのように洗脳してしまっているとも言えます。その思い込みをすぐに解除することは難しいものです。

確かに、噛み合わせに由来して、こめかみの筋肉に痛みが現われる「噛み合わせ頭痛」というものがある、と言う歯科医師もいます。とはいえ、当然のことながら全ての頭痛が噛み合わせからきているとはかぎりません。

もちろん、噛み合わせは良いほうが、食事の際の歯の接触効率や顔貌がよくなるかもしれません。歯ブラシが当たりやすくなるので、虫歯も減る可能性があります。でも、不定愁訴《ふていしゅうそ》がなくなるというのは言いすぎではないかと思うのです。

漠然とした体調不良などを訴えるが、精査しても原因がわからない状態のことを不定愁訴といいますが、そのほとんどを噛み合わせ頭痛だと診察する歯科医師もいるのです。科学的根拠は薄いながら、〝集客〟につながるからです。

つまり、ありがちな患者さんの思い込みを活用する、営業のうまいドクターがいるということです。あくまでそれは経営判断であって、最終的に患者さんが満足すれば問題はありません。しかし、主訴の解決には結びつきがたい、思い込みに基づく治療を行なってしまうと、後になって患者さんの思い込みが解けたとき、「あの治療をする必要が本当にあったのだろうか?」と、すれ違いが生じてしまうことになります。

このような場合、すれ違いの原因は、説明不足にあります。歯科医師が患者さんの主訴を分析するには、どうしても時間がかかります。初対面であれば、信頼関係を作る必要もあります。その時間は、治療外の時間になってしまう。その時間の収入は0円です。本音では、歯科医師は早く治療に移りたいのです。

歯科医師の説明能力不足にせよ、患者さんの理解不足にせよ、どちらの場合であっても、ギャップの原因になります。きちんとコミュニケーションをとらないと、そういうギャップが生じる可能性があることを、歯科医師はもちろんですが、患者さんにも認識してほしいと思います。保険医療であれば、患者さんもそういうものだと思っている節があるので、比較的問題にはなりにくいのですが、自費診療では一転、トラブルの原因になりやすいのです。

患者さんとして、歯科医師との間にこうしたギャップを生まないためには、患者さん自身が、自分にとって最善の歯科治療がどのようなものか具体的にイメージできることが大切なのです。

歯科医師の「伝える力」を見極める

さて、患者さんがギャップを感じたときに、もっとも気を付けたいことのひとつは、お金にまつわることです。患者さんの費用の負担が大きかった場合、治療後にギャップが生じると、患者さんは「自分は不幸だ」という印象が強くなります。ですから、特に費用に関わるギャップが生じそうなときには注意が必要です。治療を進めるか止めるかの結論を先送りにして「とりあえず治療を開始してから、様子を見て判断しよう」と考えてしまうことは、絶対に止めたほうが良いと思います。ギャップが解消するまでは治療を開始しないことが懸命です。

もう一つ気をつけたいのは、4章でも少し触れましたが、見た目に関わることです。審美的なことは、人それぞれ感性が大きく異なるので、リスクが高いのです。患者さんの望む結果に個人の価値観が大きく反映されている場合は、実際の治療結果とのギャップが起きやすいからです。ですから、優秀な歯科医師はどういうところで患者さんとの間にギャップが起きそうかを把握していて、対応策をもっているものです。審美的な問題の場合も、たとえば、さし歯の色を決める際、見本と患者さん自身の歯を何度も比べて提示するような対策です。こうした対策をしていれば、ギャップは非常に発生しにくいでしょう。

また、ギャップが大きくなる可能性のあるケースでは、歯科医師の「伝える力」が大きく作用します。たとえば、2章で「診査」についての説明をした際に、除外診断や待機的診断の話をしました。このとき、歯科医師は

「除外診断のために、根っこの治療をしてみましょう」

「痛みが現われてくるまで待ちましょう」

などと患者さんに明確な目的を伝えなければなりません。

除外診断のための治療とは、AというB病気とBという病気の可能性があり、どちらかの病気に対する治療を施すことで、その可能性を消去する方法です。ですから、痛みが消失しない可能性も十分にあります。しかし、除外診断のための治療であることをよく患者さんが理解せず治療を開始してしまえば、もし痛みが治らなかった場合に患者さんは
「治療をしたのになぜ治らないのだ」

と不信感を抱いてしまいます。

待機的診断は、その時点では原因の特定ができないときに、症状がはっきり出て原因が明らかになるまで治療介入を待機するといった診断方法なので、この場合も、その目的を患者さんが明確に理解していない場合は「なぜ何もしないのだ」と不安を感じるでしょう。

行なっている治療が除外診断であることや、待機的診断として、必要があって待っ

ていることを伝えれば、患者さんは安心します。

こうした診断方法があることを説明して、理解させてあげられることも、臨床歯科医師の技量なのです。

「根尖性歯周炎に対する根管治療が失敗して、歯の痛みを取るために抜歯することになった」と訴えて当院に駆け込んで来られる患者さんもいらっしゃいますが、その内実はさまざまです。これも歯科医師が根菅治療を開始する前の説明が、十分に患者さんに理解されていない場合によることが多いのです。

通常、根尖性歯周炎を治癒させるチャンスは「根管治療」と、それで治らなかった場合の「外科的な歯内療法」の2回です。両方の成功率から算出した場合、そのどちらかのタイミングで根尖性歯周炎が治癒までに至る可能性は95％以上になります。

その事実から考えると、上記のようなケースの患者さんの多くは、根尖性歯周炎が治っているにもかかわらず、抜歯と診断されてしまったということになります。その原因には、次の2パターンが多いと考えられます。

①患者さんは「根管治療が失敗したから痛い」と考えているが、その痛みの原因がそもそも根尖性歯周炎ではない

②歯が折れてしまっている

①の場合、歯内療法専門医であれば、その痛みの原因が歯なのか、それ以外の要因なのかを正しく診断できます。ですから、患者さんの主訴をそのまま信じて抜歯が適応であると判断することはありません。

しかし、一度「根管治療が失敗したから痛い」と信じてしまった患者さんは、専門医がどんなに歯が原因ではないと説明したとしても、なかなかすぐには納得しません。

そのときに、

「あなたが今、解決したいと思っている痛みは歯とは関係ないので私には解決できません」

と伝えるのか、それとも、

「除外診断として、まず、根の先の病気を外科的治療によって治してみましょう。治療が成功したかどうかは、数カ月もすればレントゲンではっきりわかります。治療が成功したうえで痛みが残るなら、その原因は歯の根ではなく、それ以外のところにあります。それを知るために、治療します」

と伝えるのかは歯科医師の考え方によります。ですが、痛みと根管治療には関係がないことを患者さんに納得してもらうには、いずれかの方法で伝えるしかないでしょう。

②の場合は、根管治療をした後の歯が、患者さんが期待したほどの期間は機能できなかったということです。治療の際には歯を削るため、何度も治療をした歯は相対的に薄くなります。すると、歯が割れやすくなっているため、根管治療そのものは成功していても、割れやヒビなどが生じる場合があるのです。歯の使い方の癖や、歯磨きなどのメンテナンスは患者さんそれぞれですから、その歯がどの程度の期間、維持できるのかは、歯内療法専門医にも明確にはわかりません。

そのような現実から患者さんには、期待した期間まで歯が機能しない場合もあり、その場合には費用対効果が悪く感じるかもしれないということを以下のように説明しておく必要があります。

「治療後に、すぐに歯が折れてしまって抜歯しなければならないかもしれません。そのときに費用対効果が悪くても諦める覚悟があるなら、歯を残すための治療をしましょう。それが嫌ならば、今、抜歯してインプラントにしましょう」

天然の歯を残すことを優先しても、その歯は短命に終わるかもしれない、その結果を受け入れられるかどうかを事前に確認することは非常に重要です。

治療法の選択は、歯科医師にとっては、自身の能力にも、経営にも直結する問題です。しかしながら歯科医師が、自分にとって得にならない選択肢であっても、患者さんが適正に判断できる材料を「伝える力」を持っていることが重要なのです。

歯科医師が教える、「良い」歯科医師を見分ける裏技

これまでにお話ししてきたことは、どちらかというと、日本の歯科医療の実情という観点からのものでしたが、もう少し感覚的な、現場の経験値からわかることもあります。ここでは、「良い」歯科医師を見分けるための裏技として、そうした感覚的な方法をご紹介しようと思います。

【印象や直感こそ、ものすごく大事】

非常に感覚的かつ主観的な話になりますが、

「こちらは努力しているのに、なんだかコミュニケーションがとりにくい」

「私のことをちゃんと考えてくれていない気がする」

「なんとなく、院内の雰囲気が儲け主義のような印象がある」

といった印象や直感は、実は非常に重要です。なぜなら、4章でも触れましたが、医師と患者さんの関係とは、結局は人間同士の関わり合いであり、コミュニケーションのすれ違いや不信感がある場合には、「歯科医師の考える良い治療」と「患者さんの考える良い治療」との間にギャップが生じやすくなるためです。

こうした直感が一番働きやすいのは、最初の問診の時間です。歯科医師も人間なので、口数が少なかったり、ぶっきらぼうな話し方をしたりという人もいますが、重要なのはその部分ではありません。患者さんの話を注意深く聞いてくれていることが大切なのです。また、患者さんには歯科医療についての詳しい知識がありませんから、「今日はなぜ、歯医者に来ましたか?」というようなシンプルな質問から、患者さんの主訴を引き出してくれることも必要になります。

また、診察が少し進んでから症状や治療法の説明をする際に、言葉だけで患者さんが理解できないような場合には、図や写真などを見せて理解できるように話してくれることも重要です。

【尊厳をもったコミュニケーションをとる】

これは私の考えですが、コミュニケーションの秘訣とは、尊厳を持って接することだと思います。まずは、冷静に、落ち着いて、穏やかに笑顔で話すことが一番大切なのです。

歯科医師によっては、自分の提示した話に対して、質問など何かを言われると、「この患者は私の言うことを信じていないのでは?」というような不快な雰囲気を出して、患者さんが何か言うことを封じてしまう人もいます。しかし、患者さんが言いたかったことを聞かないまま治療に移ると、すれ違いが生じてしまい、お互いに不幸な結果に終わることが多々あります。

患者さんからのコミュニケーションが高圧的であったり、失礼であったりすれば歯科医師も人間ですからそれに反応してしまいます。もしそうではなくて、尊重した態度で接したにもかかわらず歯科医師との間に尊厳のあるコミュニケーションが築けないのであれば、自分とは合わない歯科医師なのだと判断しても止むを得ないでしょう。

【「わからない」をアピールする】

歯科医師の説明を聞くときは、「わかったふり」はNGです。

話が理解できないときに、うなずきながら聞くのはやめましょう。わかっているように見えてしまいます。それよりも、「わかりません」と言っても良いですし、「きょとん」とした表情でわかっていないことをアピールしたほうが良いのです。

特に若い歯科医師のなかには説明が苦手な人もいるので、患者さんがわかっている（と医師自身が判断した）のなら、そのままさっと一通り説明して済ましてしまいたいということもあるのです。患者さんが理解していないことに気づかないまま、そのように説明が終わってしまえば、患者さんは正しい選択ができなくなってしまいます。

わからないときには、きちんとアピールをして、わかるまで説明してもらう根気が必要です。

【費用ははっきりと聞く】

日本人はどちらかというとお金の話をするのが苦手という人が多いようですが、歯科医院で治療が始まる前に、だいたいの治療費を聞くことは重要です。候補に挙がっている歯科医院が複数ある場合には比較の材料にもなりますし、費用の計算の仕組みがわかれば、治療のおおまかな内容まで予想できる場合もあります。

私の場合、これは自費診療だから可能なことかもしれませんが、歯1本単位で治療費を計算しているので値段は簡単に出せますし、料金表も用意しています。しかし、口腔内全体で計算する歯科医院もあり、どこかで費用が多めにかかっても別のところで低コストの方法を使って平均的にリーズナブルにしている場合もあります。複数の治療に関する費用を一度に提示された場合には、それぞれの治療の費用がいくらなのか、きちんと確認することも大切です。

【先生自身はどうしているのかを聞く】

歯科医師とはいえ、自分の歯に疾患が生じる場合もあります。しかし、自分でその歯の治療はできません。そこで、話の流れにうまく合えば、

「先生の場合は、そういう治療が必要なときはどうしているんですか？　どの歯医者さんに行っているんですか？　なぜその歯医者さんを選んだんですか？」

と聞いてみるのも一つの方法です。「上手だから」「時間の都合がつくから」「近くにあ

るから」「友人だから」などの理由を聞けば、その歯科医師にかかりがちなバイアスが見えてくることもありますし、「先生はその歯医者さんをすすめますか?」と聞いてみると、歯科医師の能力をどのように把握しているかがわかるかもしれません。

また、おもしろいことに、自分自身の歯のメンテナンスには無関心な歯科医師などもいますから、まったく参考にならない答えが返ってくる可能性もあります。

歯科医師の技術というのは、歯科医師同士でも、連携して患者さんを担当している場合でなければなかなかわからないものです。ですから、こうした質問をすることによって、全ての治療を自分でやろうとしている歯科医師か、それとも自分にできるところとできないところを見極めて、必要に応じて他の歯科医師との連携を考えている歯科医師かということもわかるかもしれません。特定分野の治療において、特に上手な歯科医師を紹介してもらえる可能性もあります。

【情報の真偽の見分け方】

情報の見極め方は難しく、歯科医師であっても科学論文を読み慣れていなかったり、あるいは拾い読みをしているだけだったりすると、科学的根拠に基づいた治療法かどうかを見誤ってしまうこともあります。ですから、患者さんがそのような情報を見極めるのは困難なことではあるのですが、たとえば歯科医師から提案された代替療法などは、チェックする方法がないわけではありません。

4章でも触れましたが、最近は、論文や学会のガイドラインがネット上で公開されているので、それを活用するのです。まず、聞き慣れない治療法や、テレビなどで数回取り上げられただけの情報は、学会のホームページでキーワード検索してみると良いでしょう。患者さんの場合なら、学会に取り挙げられていない治療法はちょっと怪しいと思っているくらいが、ちょうど良いと思います。

逆に、効果が実証されている方法は、学会のホームページを検索すれば、いくらでも出てきます。たとえば、本書でも細菌感染を防ぐ環境づくりとして重要だとお話しした「ラバーダム防湿」は、学会のガイドラインに掲載されています。

もし、歯科医院ですすめられた治療法が学会のホームページで確かめられなかった場合は、

「それは一般的な治療法ですか？」

と聞いてみると良いでしょう（ストレートに「学会のガイドラインに出ていますか？」

と聞くと、たぶん嫌がられます）。「最新の治療法・機器です」という返答だったら、科学的根拠がまだ十分に出ていない可能性が高いです。個人的な感覚ですが、重要なこととして、最新の治療法の9割は、効果がないとして数年後には消えてしまっていると感じています。

残りの1割に入るのは、たとえば顕微鏡やCTなどの機器による治療法です。最新と言われてからすでに30年近く使われているので、すでに定着した方法と言ってかまわないでしょう。今後は3Dプリンタの技術を使った型取りなどが、新しい技術として定着する可能性があるかと思います。いずれにしても、すでにそれらを使いこなしている歯科医師は、「最新の」とか「新しくて高度な」などとはあえて言わないのではないかと思います。

「海外では当たり前」という返答があった場合、アメリカに何年かいて学んだり臨床に携わったりしていた歯科医師であれば、正しい情報である可能性があります。でも、1日だけとか数週間だけの受講で得たような情報だと、マーケティング的知識である可能性が高いでしょう。

その他にも、表にあるような方法が情報の見極めに役立つかと思います。

ダメ情報の除外法

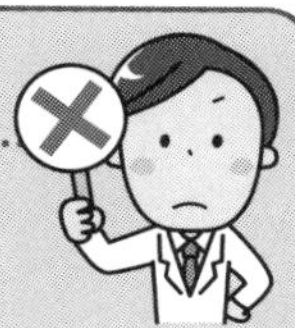

- 具体的な健康食品などの名称が出てくる
- 最新のものであることを強調しすぎている
- 過度に多くの治療法を掲示している
- 標準的な治療法を否定している
（例：他の歯科医師の治療法を「古い」と言う）
- 症例件数や最低価格などの数字を強調して訴えてくる

【症例数に惑わされない】

歯科医院に限らず、病院を選ぶ際には症例数を見ることもあります。確かに症例数は重要ですが、たくさん症例を扱っていれば良いというわけではありません。一つの分野においての成功症例が多ければ参考になりますが、歯内療法、インプラント、審美……と異分野にまたがった合計症例数が多くてもあまり意味はありません。

また、これは私の実感ですが、同じ分野で症例数が多い場合でも、ベルトコンベアのように次々と患者さんをこなして一日100人の患者さんの治療を行なえば、職人的・手技的な技術は向上しますが、正直なところ、そのような手技的な向上は成功率を上げることには直結しません。治療の成功率を上げるためには自分の行なった治療を記録し、顧みて、検証することが不可欠であるからです。きちんとヒアリングして、治療後には検証を行なったうえで、半分の50人の患者さんの治療を行なうほうが、治療の成績は上がるのではないかと思います。

【歯科医師の本音を知る】

歯科医師にも、「患者さんがこうだといいな」「こういう患者さんは困るな」という本音があります。こうした本音を知っていると、医療従事者とコミュニケーションを円滑に図れるようになり、結果的に最良の治療を受けやすくなります。

以下に挙げることはいずれもシンプルなことばかりですが、疎かにするとコミュニケーションに多かれ少なかれ、差し障りが出てきます。本来は起こるはずのないところでギャップが生じてしまうリスクもあるのです。

⑴歯科医療者が患者さんに期待していること

①口腔衛生状態の向上に努力する

感染症とは微生物の感染に関わる疾患ですから、細菌の繁殖を抑えるように口腔内環境を整えなければ、疾患リスクが大きく上がってしまいます。患者さんが自分でもプラークコントロールのレベルを上げるよう努力することによって治療の効果が大きく変わります。

②アポイントを守る

③自分の治療について関心を持ち、真剣に考える

歯科医師に対していちいち懐疑的、攻撃的である必要はありませんが、盲目的に信じるのも問題です。

④論理的である

論理的・紳士的なコミュニケーションができれば、治療が円滑に進みます。

(2)歯科医療者が患者さんに望まないこと

①思い込みを持つ

患者さんが自分でこうではないかと思い込んでしまうと、治療にギャップが生じがちです。また、最近は患者さんがネットで勉強していて、知識が豊富な場合もよくあります。特に患者さんに歯科医療の分野以外の知識がある場合、思い込みを解くため

に除外診断などを行なわなければならないことも多く、治療がスムーズに進まないこ
とも多々あります。

先に、できるだけ患者さん自身もネットなどで治療法を調べたほうがいいというお話をしましたが、それがかえって思い込みを強めてしまうという場合もあるので、注意が必要です。

②マスコミの情報を真に受ける

③自分の都合を主張しすぎる

先に、患者さんは自分の治療に対する目的をしっかりと主張したほうがいいと述べましたが、だからといって相手の意見に耳を傾けないということではありません。自分を主張することと、相手との関係を維持することとのバランスをとることが大事です。たとえば、「自分は忙しい人間だから他の患者より自分のアポイントを優先してほしい」などと主張するべきではありません。

④口腔の状態に無関心である

(1)の①とは反対で、口腔の状態には無関心で、たとえば「金を払うのでプラークコントロールは全て任せる」など、無関心なまま何も努力をしないと、治療が進まない

場合があります。

良い歯科医師の条件

結局のところ、良い歯科医師とはどういうものなのでしょうか。私は、歯科医師にもっとも必要な能力とは、患者さんが求めているものを提供できることだと考えています。そして、そのために必要なものは次の3つでしょう。

①診断力・意思決定力
②治療目的を達成させるだけの知識と技術力
③他の歯科医師との連携力

①と③の重要性や見極め方については、本書で何度もお話ししてきました。しかし、②については、患者さんが把握するのは難しいことですし、他の患者さんからの評判もあまり当てにはなりません。ですから、患者さんは直接、歯科医師とコミュニケーションすることによって推し量るしかないのです。

あなたにとって「良い」歯科医師・歯科医院の選択の基準

これまでお話ししてきたことをまとめましょう。

あなたにとって「良い」歯科医師や歯科医院を選ぶためには、まず、あなた自身が次のことを把握していることが必要です。

(1)あなたの主訴は何ですか？

歯の痛み／口腔内の痛み／痛みはないが口腔内に不快感がある／詰め物が外れた／審美的なこと／歯並び／噛み合わせ／頭痛や肩こりなど口腔内以外の痛み……

(2)最終的にあなたが解決したい問題（＝治療の目的）とは何ですか？　また、あなたはその問題の原因に対して、思い込みをもっていませんか？

痛みを完全に取り除き、再発しないようにしたい／とりあえず、今の痛みが治れば良い／歯並びを治すことで容姿を美しくしたい／噛み合わせを治すことで、就寝中の歯ぎしりを止め、安眠できるようになりたい……

(3)あなたが歯科医師・歯科医院に求める条件は何ですか？　また、治療法などで必ず避けたいことがある場合はそのことを自分で把握していますか？

費用の安さ／治療期間／通いやすい場所／診療時間／治療の確実さ／優しく話を聞いてくれること／高級感のある診察室／最新の治療を行なっていること……

歯科医師・歯科医院を選ぶ際には(1)と(2)と(3)にある項目の中から、優先順位の上位3項目ほどを決めておくと良いでしょう。

次に、実際に歯科医師に主訴を伝えて診断を受け、次のようなことを確かめます。

(4)歯科医師は答えやすいシンプルな質問で、主訴について質問してくれますか？　その回答を含めて、あなたの話をちゃんと聞いてくれますか？

(5)検査の内容・目的について、検査の結果について、理解できるように説明してくれ

ましたか？　待機的診断の場合には「なぜ何もしないのか」、除外診断の場合には「なぜ治療を行なうのか」についての説明はありましたか？

(6)あなたの主訴と、解決したい問題について、きちんと理解してくれたうえで、治療法を提案してくれましたか？　また、その治療法について、あなたがきちんと理解して、適正に判断できるまで十分に説明してくれましたか？

(7)あなたの解決したい問題や条件と、医師の提案にギャップがある場合には、あなたが納得できるまで説明したうえで話し合ったり、あなたの要望に合致した代替案を提案してくれたりしましたか？　あなたに思い込みがある場合には、その思い込みを取り除くための説明や検査をしてくれましたか？

(8)最善の治療法に対して、歯科医師の技術が及ばない、あるいは得意ではない場合に、他の歯科医院を紹介してくれましたか？

⑼費用についての明確な説明はありましたか？　説明がない場合、問い合わせたら明確に答えてくれましたか？

⑽あなたが判断を迷っている場合、歯科医師自身はどうしているのか、あるいは歯科医師があなたの立場だったらどうするのかについて質問したら、答えてくれましたか？

あなた自身も、次のような努力をしたうえで、最終的には、⑴〜⑽までを総合的にじっくりと考えて、歯科医師の提案した治療法を受け入れるかどうかを決めるべきです。

⑾歯科医師が提案した治療法について、最低限の知識が得られるように、関心をもって話を聞く。わからないことがあれば、わかったふりをしないで、質問する。聞きなれない治療法だった場合には、「それは一般的な治療法ですか？」と聞いてみる。

⑿あなた自身も口腔衛生状態を向上させる努力をする。

⒀歯科医師とのコミュニケーションにギャップが生じた場合には、意思の疎通を図るための努力をする。

⒁診療の予約時間を守るなど、最低限のマナーを守る。

⒂歯科医師とのコミュニケーションのギャップが埋まらない場合には、自分が納得できるまで考えて、治療を開始しない。

また、診察時以外の事柄では、次のような部分をチェックするのも良いでしょう。

＊医学的根拠の最低ラインを知るために、患者さんに向けてガイドラインを説明しているサイト（科学ジャーナルや学会の報告など）を読む

＊歯科医院のホームページやパンフレットなどで、次のような情報が出ていないかチェックする

・具体的な健康食品などの名称が出てくる
・過剰に最新のものをとりあげている
・いろいろな治療法を掲示している
・標準的な治療法を否定している
（例：他の歯科医院の治療法を「古い」と言う）
・症例件数や最低価格などの数字を強調して訴えてくる

以上のことを踏まえて、どのような段階を経たとしても、最終的には、あなた自身が「自分で治療法を選んだ」という意識をもてるかどうかによって、「良い医療判断だったかどうか」「その治療を行なった歯科医師があなたにとって良い歯科医師だったかどうか」が決まるのです。

また、もし歯科医師の先生が本書籍を読んでいただいていたら、バイアスをなるべく排除し、患者さんが自分にとって最善の意思決定ができるようにご協力いただけるようお願いいたします。

おわりに

「はじめに」と本文でもお伝えしたように、本書を出版するそもそものモチベーションは、歯科治療で困っている患者さんたちが救われないのは、本当に必要ないくつかの情報や選択肢が伝えられていないからではないかと感じてきたからです。

さらに、そうした患者さんの苦しみをますますさらに広げてしまう可能性がある〝正しくない自費診療〟が広がっている現状に少しでも歯止めをかけることができればと思ってのことであります。

正直なところ、私のような無名な一歯科医師が本を1冊出したところで、対象となる人々にたいした影響は与えられないかもしれないという迷いがあったことも事実です。

しかし、この本を読んでくださった方たちのなかの数人でも、歯の疾患や治療での苦しみや悩みから脱出できるのであれば、何も行動しないよりはずっと良いことではないかと信じて出版を決断しました。

実は、出版の準備をはじめた当初は新型コロナウイルスが猛威を振るう直前で、すぐに世界中を一変する新しい日常がはじまり、予定していたより作業が長期化しました。長期化すればするほどモチベーションを維持するのが困難になり、同時に他の種類の〝なすべきこと〟も蓄積して、より一層作業を遅らせる条件が増えていきました。

それでも何とか準備作業を継続し、やっと出来上がった文章を最初から何度も読み返し校正を行ないながら改めて思ったことは、「正しいことは正しく、正しくないことは正しくない」と自分の信念を伝えていくことに躊躇する必要はないのだということです。


本書の出版を通じて、人々に自分の信念を伝えるためにもっとも大事なことは、その信念を浮き沈みなく保ち続ける強い心なのだと改めて勉強することができました。

その信念が間違っていないのか、平常心で客観的に思い考え、公平に評価し、より良い変化があればそれを受け入れる柔軟性を持つことも大事です。そして何より、私が伝えたことで、その方の人生が少しでも楽になり、少しでも笑顔が増えることを期待しています。

今後も、歯科に関してもっとアップデートした自分の考えや歯科事情を皆さんにお伝えすることができれば良いなと思っています。

最後に、本書の出版にあたり、ご協力いただいた小山睦男さん、山崎優さん、北千代さんに心より感謝申し上げます。

2021年1月

石井　宏

あなたの歯の寿命、大丈夫ですか?
歯医者さんとの賢い付き合い方

2021年2月3日　第1刷発行
2021年3月9日　第2刷発行

著　者――――石井 宏

発行人――――山崎 優

発行所――――コスモ21
〒171-0021　東京都豊島区西池袋2-39-6-8F
☎03(3988)3911
FAX03(3988)7062
URL http://www.cos21.com/

印刷・製本――中央精版印刷株式会社

定価はカバーに表示してあります。

ISBN978-4-87795-396-6 C0030